会告

第 42 回日本嚥下医学会総会ならびに学術講演会

- 会　期：2019 年 3 月 8 日（金）～ 9 日（土）
- 会　場：久留米シティプラザ（予定）
- 会　長：折舘伸彦（横浜市立大学耳鼻咽喉科・頭頸部外科教授）
- ＊第 31 回日本喉頭科学会総会ならびに学術講演会との連続開催となります．

第 43 回日本嚥下医学会総会ならびに学術講演会

- 会　期：2020 年 3 月 14 日（土），15 日（日）（予定）
- 会　長：倉智雅子（新潟リハビリテーション大学大学院リハビリテーション研究科教授）
- 会　場：東京（予定）

第 44 回日本嚥下医学会総会ならびに学術講演会

- 会　期：2021 年
- 会　場：東京
- 会　長：田山二朗（国立国際医療センター耳鼻咽喉科・頭頸部外科）

日本嚥下医学会嚥下機能評価研修会（予定）のご案内

1. **目的及び概要**

    本研修会は，研修の目的はあくまで嚥下機能評価及び摂食機能療法のための専門的な知識・技術を有する医師の養成にあります．そのため，本研修には嚥下器官の解剖，嚥下のメカニズムなどの総論，嚥下機能検査の実際と診断法や外科的治療を含む摂食嚥下療法および気道管理などの講義内容と内視鏡下嚥下機能検査の実技演習が含まれており，研修終了時には修了証が発行されます．胃瘻造設時嚥下機能評価加算に関わる厚生労働省の示す所定の研修の要件に準拠して行われます．

    なお，喉頭ファイバースコピーあるいは内視鏡下嚥下機能検査の診療経験を 5 年以上有している場合には内視鏡検査の実技演習は免除されます．

2. **開催・運営**

    主催：日本嚥下医学会　　　後援：日本耳鼻咽喉科学会

3. **監修者**

    藤島一郎（浜松市総合リハビリテーション病院），梅﨑俊郎（国際医療福祉大学・福岡山王病院），
    兵頭政光（高知大学），田山二朗（国立国際医療センター耳鼻咽喉科・頭頸部外科），
    藤本保志（名古屋大学大学院医学系研究科頭頸部感覚器外科耳鼻咽喉科）

4. **研修対象**

    摂食・嚥下障害の診療に関わる医師

5. **受講人数**

    1 研修会あたり 100 名から 150 名程度

6. **参加費（テキスト代込）**

    15,000 円（日本嚥下医学会会員：研修会参加申込み前までに入会した者を含む），30,000 円（非会員）

7. **開催予定**

    第 12 回　2018（平成 30）年 10 月 28 日（日）　名古屋大学病院（会議室）　開催責任者：藤本保志（名古屋大学大学院医学系研究科頭頸部感覚器外科耳鼻咽喉科准教授）

8. **申込方法**

    HP「嚥下機能評価研修会」ご案内ページの「お申込みフォーム」に必要事項をご入力の上，申込みを確定してください．

    第 6 回嚥下機能評価研修会より，申込み受付けは Web のみとなります．FAX での申込みは受付けできなくなりますのでご注意ください．申込み開始時期は HP の新着情報にて随時ご案内しますのでご確認ください．

嚥下医学 Deglutition

2018 Vol.7 No.1

"Deglutition" The official journal of The Society of Swallowing and Dysphagia of Japan

CONTENTS

病態に基づく摂食嚥下訓練

Editorial	藤島一郎	6
脳梗塞に伴う摂食嚥下障害	巨島文子	8
頭頸部癌に伴う嚥下障害	谷合信一, 他	15
神経筋疾患	山本敏之	22
誤嚥性肺炎の嚥下障害とその対応	丸目正忠, 他	28
胸部食道癌に伴う嚥下障害	飯野由恵, 他	34

●私の治療方針

嚥下障害が遷延するVZV（水痘帯状疱疹ウイルス）多発脳神経障害の男性例

症例提示	山脇正永	42
神経内科医の立場から	谷口　洋	43
耳鼻咽喉科医の立場から	二藤隆春	45
実際に行った治療と経過	山脇正永	48

●私の術式

喉頭亜全摘出術における誤嚥防止の工夫

浅田行紀の術式	浅田行紀	50
藤本保志の術式	藤本保志	54

●アーカイブ

咀嚼運動のパタン形成の中枢ニューロン機構	解説：梅﨑俊郎	59

●1枚の写真

	山脇正永	75

●書評

『脳卒中の摂食嚥下障害』第3版	兵頭政光	77
『摂食嚥下リハビリテーション』第3版	藤島一郎	77

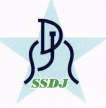

日本嚥下医学会ロゴマークについて

日本嚥下医学会の英語表記 The Society of Swallowing and Dysphagia of Japan の 4 つの頭文字 SSDJ をとって燕（つばめ）をイメージしたデザインになっています．2 つの S で翼を D と J で頭部と体部をイメージしています．洋の東西を問わず，嚥下することを燕が飲み込むさまを見て連想したのかもしれないという思いを馳せながらデザインしたものです．背景には人間の小宇宙を意味するとされる五芒星が配されています．
（梅﨑俊郎）

原著論文

- リハビリテーションで常食摂取が可能となった特発性輪状咽頭嚥下困難症の 1 例 …………………………… 田中　良，他　78
- 嚥下障害を呈した皮膚筋炎症例の検討 …………………………… 石永　一，他　86
- 嚥下障害が主訴であった食道カンジダ症例 …………………………… 松井祐興，他　91
- 進行性の四肢筋力低下・嚥下障害で発症し，筋萎縮性側索硬化症との鑑別を要した neurolymphomatosis の 85 歳男性例 📹 ………… 宮川晋治，他　98
- 市販ゲル化剤の種類と作製条件によるゲルのテクスチャー特性比較 …………………………… 上羽瑠美，他　103
- アルコールが市販ゲル化剤によるゲルのテクスチャー特性に与える影響の検証 …………………………… 上羽瑠美，他　115
- 頭頸部疾患嚥下障害患者への「とろみの 3 段階」を用いた指導による肺炎発症に関する検討 …………………………… 上羽瑠美，他　124

会告──1
日本嚥下医学会嚥下機能評価研修会のご案内──1
動画サイトのご案内──4
第 41 回日本嚥下医学会総会学術講演会プログラム集──133
バックナンバー──140
投稿規定──142
日本嚥下医学会入会申込書──144
日本嚥下医学会変更届──145
購読申込書──146

📹：動画配信付き

動画サイトのご案内

論文中の動画を見ることができます！

学会誌「嚥下医学」では，掲載論文中の嚥下造影や嚥下内視鏡所見などの動画を学会専用サーバーに接続して見ることができます．ログインには，毎号異なるIDとパスワードが必要です．また，学会員は専用IDとパスワードですべての号の動画を閲覧可能です．この機会に「日本嚥下医学会」への入会を歓迎いたします．

なお，5巻1号までの動画再生には，Flash Playerが必要でしたが，5巻2号からは動画形式がmp4になっておりますので，ほとんどのタブレット端末やスマートフォンからも閲覧可能です．

動画の見方

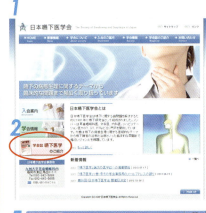

1. 日本嚥下医学会のホームページ http://www.ssdj.med.kyushu-u.ac.jp/ へ接続する．

2. 左下の「学会誌 嚥下医学」のご紹介をクリックする．

3. 「論文に関する動画はこちら →」ボタンをクリックする．

4. 「詳細ページ →」ボタンをクリックする．

5. 認証ウインドウが開くのでユーザー名とパスワードを入力して，ログインボタンを押す．今号のユーザー名（ID）とパスワードは次の通り．

ユーザー名	deg 71
パスワード	enge 2

※ 会員の方は専用IDとパスワードでも閲覧できます．

6. 今号の論文に含まれる動画コンテンツが開くので，閲覧したい動画をクリックする．

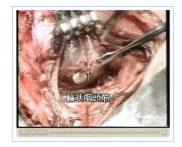

特集

病態に基づく摂食嚥下訓練

　摂食嚥下障害は原因疾患によって病態が異なる．適切な対応には，臨床症状を詳細に捉えることと同時に正確な病態把握が重要である．

　本特集では，嚥下障害を呈するいくつかの疾患を取り上げ，それぞれ症状や病態の特徴，病態に基づく評価治療戦略・訓練プログラムの立案・日常での対応等について，わが国を代表する臨床家の先生方に最新の臨床知見や具体的手技を含めて解説いただいている．

特集　病態に基づく摂食嚥下訓練

Editorial

藤島一郎 ● 浜松市リハビリテーション病院

　摂食嚥下障害は原因疾患によって病態が異なる．基本は同じであっても適切な対応には，臨床症状を詳細に捉えることと同時に正確な病態把握が重要である．本特集では，嚥下障害を呈するいくつかの重要な疾患を取り上げ，それぞれ症状や病態の特徴，病態に基づく評価治療戦略・訓練プログラムの立案・日常での対応等について，わが国を代表する臨床家の先生方に最新の臨床知見や具体的手技を含めて解説いただいた．

　本特集は，第40回（2017年，司会：柴本勇）日本嚥下医学会のポストコングレスセミナーで取り上げられたテーマをもとに構成したものである．当日お聞きになった会員も多いと思うが，改めて文章として完成された内容を読むと大変勉強になる．

1．脳梗塞に伴う摂食嚥下障害
　　（巨島文子）

　ここでは脳血管疾患における脳梗塞を神経内科の第一人者である巨島先生に解説いただいた．すべての嚥下障害に対する訓練の基本がここに凝集されているといっても過言ではない．偽性球麻痺と球麻痺の違い，急性期からの管理，誤嚥性肺炎の予防など長年の経験に基づいた幅広く最新の知見も含めた内容がコンパクトにまとめられている．

2．頭頸部癌に伴う嚥下障害
　　（谷合信一 / 冨藤雅之 / 塩谷彰浩）

　頭頸部癌に対するリハビリテーションを「がんリハ」対応に沿って予防的・回復的・維持的・緩和的な観点から述べられている．基本的な知識としての頭頸部癌治療における（化学）放射線治療（（C）RT：chemoradiotherapy）と手術とその組み合わせ，病期によりわかりやすく分類し，（C）RT）では，機能維持のために可能な限りの経口摂取の継続と予防的な間接的嚥下訓練の導入，手術では術後早期の適切な時期に機能訓練や代償法の指導等を行い，機能回復を図ることなどが述べられており，詳しく3症例が提示され理解の助けとなっている．

3．神経筋疾患
　　（山本敏之）

　「神経筋疾患」とは，神経系や神経筋接合部，筋肉などが障害される疾患の総称である．同じ疾患であっても病期によって症状が異なることや，患者によっては加齢変化や廃用症候群を合併していることもあるため，疾患と臨床像との関係がわかりにくい．このように一口に神経筋疾患としてまとめて扱うには困難な疾患群を「病態の理解を理解して，適切なタイミングで，適切な対処法を選択する重要性」を強調して記述されている．これまでとはひと味違う切り口の解説で，理解が深まる．

4. 誤嚥性肺炎の嚥下障害とその対応
（丸目正忠 / 藤谷順子）

　高齢者におけるフレイル，サルコペニアをベースとした飲み込む力の減弱した患者における対応が詳しく述べられている．高齢者の誤嚥性肺炎は老化による緩徐な体力の低下をベースとした嚥下障害で発症するため，いわゆる脳血管疾患のような急性疾患によって生じる嚥下障害とは対応を異にする．肺炎そのものの治療のほか，栄養サポート，呼吸，口腔はもとより，早い段階で嚥下直接訓練を開始することの重要性が述べられる．介護力などの生活環境とのバランスのマネジメントも大切である．個別対応と疲れさせない，頻回のかかわりは脳卒中や頭頸部癌などと異なり，神経疾患の対応とも相通じるものがある．含蓄のある内容となっている．

5. 胸部食道癌に伴う摂食嚥下障害
（飯野由恵 / 藤田武郎 / 大幸宏幸 / 林　隆一）

　術前評価とその嚥下機能の維持，食形態の調整や補助栄養剤を使用し，栄養状態の改善を図ることの重要性が述べられる．術後の間接訓練と直接訓練のポイントやVE・VF精査の必要性，さらに身体面・栄養面・免疫能も低下に対して，退院後も摂取量や体重などを観察すること，さらに早期に誤嚥兆候に気付き重症化する前に対処できるよう，患者・家族に注意喚起を促すことが重要であると述べられる．食道癌の術前術後の管理，特に反回神経麻痺や，術後狭窄など特殊な病態も含めて詳しい解説がなされている．わかりやすい図とともに症例の紹介もあり，多くの他施設にとっても大変参考となる内容になっている．

　以上，それぞれ読み応えがあり，本特集が読者のお役に立つことを確信している．

特集 病態に基づく摂食嚥下訓練

脳梗塞に伴う摂食嚥下障害

巨島文子●諏訪赤十字病院リハビリテーションセンター

　脳梗塞には摂食嚥下障害を高率に合併する．脳梗塞の病型により嚥下障害の頻度や特徴があり，評価をして病態を把握して対応する．脳梗塞には誤嚥性肺炎の合併が多く，急性期から誤嚥予防が必要である[1]．嚥下運動のみならず咳反射や喉頭感覚などの評価が有用である．嚥下障害があると低栄養を招き，免疫機能の低下をきたすため，脳梗塞の予後を決定する因子となる[2]．口腔ケアや呼吸リハビリテーションを施行して誤嚥を予防し，栄養管理を併用して安全な経口摂取を目指す[3]．また，治療や再発予防の目的で薬剤を確実に投与する必要があり，内服方法についても検討する．

 Key words ▶ 脳梗塞，摂食嚥下障害，偽性球麻痺，球麻痺

摂食嚥下障害の概要

　急性期脳梗塞に合併する嚥下障害は高率で，誤嚥や肺炎の罹患率は高いが経過とともに改善する[4]．意識障害を伴う場合には発症早期からハイリスク管理（口腔ケア，体位調整，誤嚥予防，廃用予防など）を施行し，栄養状態を良好に保持して基礎訓練を続ける．嚥下障害は肺炎と関連して転帰不良と死亡のリスクを増加させるため，経口摂取開始に際してはスクリーニングテストなどの評価を行う．誤嚥の危険が高いと判断されれば，適切な食形態や姿勢，摂取方法を考慮する[2]．必要があれば嚥下内視鏡検査や嚥下造影検査などの検査を施行し，嚥下障害の病態を把握する．全身状態に併せて適切な訓練を選択し，食事療法を行う．慢性期には非進行性疾患となるため，さらなる機能訓練および手術治療のよい適応となる．

　摂食嚥下障害を合併すると，誤嚥，脱水，栄養不良，食べる楽しみの喪失，服薬困難という問題が発生する．経口摂取が困難になるとADLやQOLは低下する．低栄養はフレイルやサルコペニアの原因となり，離床の妨げとなりリハビリテーションの阻害因子となる．ひいては嚥下関連筋群の筋力低下につながり，さらに嚥下機能を低下させるため，早期から栄養療法を併用する．

　脳幹梗塞，多発性梗塞，広範囲梗塞やうつ状態は誤嚥のリスクがある[5]．嚥下反射の異常，自発的咳嗽の障害，発声障害，口唇閉鎖不全，National Institute of Health Stroke Scale（NIHSS）高値や脳神経麻痺は嚥下障害の警告要因である[6]．また，脳梗塞患者は高齢者が多く，加齢に伴う嚥下機能の低下も考慮する[7]．

脳梗塞の病型と嚥下動態

脳梗塞に伴う嚥下障害の病態は球麻痺と偽性球麻痺に分類すると理解しやすい（**表1**）．ここでは球麻痺の定義を延髄の諸脳神経（舌咽神経，迷走神経，舌下神経）の運動神経核の障害により，発語，発声，嚥下，呼吸，循環などの障害をきたして生じる症候とする[8]．

1．偽性球麻痺

皮質延髄路（皮質橋路）の障害により嚥下反射の惹起遅延型嚥下障害が認められる[9]．口腔機能障害および嚥下反射が遅延してタイミングのずれによる誤嚥が起こる[10]．責任病巣別に3型に分類する．

皮質・皮質下型では咽頭期障害は軽度であるが，意識障害をきたした場合には誤嚥に注意する．失語，失行，失認など認知障害を合併した場合には嚥下訓練の阻害因子となる．一方，弁蓋部症候群では顔面，口腔機能の高度障害をきたして経口摂取が困難となる症例がある[11]．

大脳基底核・内包型ではドパミン作動性神経と迷走神経知覚枝の機能が低下してサブスタンスPの放出を抑制するため，嚥下反射が低下する．両側病変で嚥下反射が遅延して誤嚥や夜間の不顕性誤嚥が増加して誤嚥性肺炎を合併しやすい[12,13]．肺炎の合併により咳反射が低下する．

脳幹型（橋小脳型）は橋腹側，橋下部，背側病変では予後が異なる．腹側病変による閉じこめ症候群では四肢麻痺を呈してADLが低下し，偽性球麻痺をきたす．背側部では脳神経麻痺を伴い，嚥下機能に影響を与えることがある．

2．球麻痺

球麻痺の典型例は延髄外側症候群（Wallenberg症候群）であり，嚥下障害を合併する頻度は高い[1]．嚥下機構には孤束核，疑核など延髄神経核・

表1 神経機序から見た嚥下障害の分類
（1）口腔期障害
（2）咽頭期障害
　1．惹起遅延型
　2．停滞型
　　　嚥下パターンの出力の異常（CPGの異常）
　　　嚥下の出力の低下・脱落による異常
　3．惹起不全型
　　　孤束核の障害　咽喉頭の知覚異常

（進　武幹，1994[9]より引用）

網様体・嚥下関連ニューロンが複雑に関与し，パターン形成器（CPG：central pattern generator）により制御されている[14]．延髄外側梗塞ではこの嚥下機構が障害されるため，嚥下動態としては開口障害などの口腔期障害もみられるが，主に咽頭期障害をきたす．嚥下反射の異常，嚥下パターン出力（CPG）の異常，出力低下，食道入口部開大障害，喉頭感覚の低下などをきたして重症化することもある[15]．出力低下には延髄病巣側の声帯麻痺，咽頭収縮不全，喉頭挙上不全などの咽喉頭麻痺を認める（**図1**）[16]．延髄非病巣側の食道入口部通過異常（passage pattern abnormality：PPA）は重症度に影響する[17]．延髄非病巣側のPPAを認めない症例をタイプ1に，PPAを認める症例は延髄病巣側食道入口部で通過可能であればタイプ2，両側で通過が困難であればタイプ3に分類する（**表2**）[17]．各々の病態に併せたリハビリテーションを行うが，改善が得られない場合には機能改善術などの手術療法やボツリヌス毒素注入療法を検討する[18]．

3．誤嚥性肺炎への対応

脳卒中後肺炎の危険因子は，高齢者，構音障害・失語・重度の身体機能障害・認知障害・水飲みテストでの異常である[19]．嚥下障害を合併すると肺炎罹患率は3倍になり，誤嚥がある群では11倍になる[4]．嚥下反射や咳反射が低下すると不顕性誤嚥を起こしやすい[20,21]．嚥下障害のハイリスクは意識障害，高齢者，低栄養，多数の内服薬，

特集　病態に基づく摂食嚥下訓練

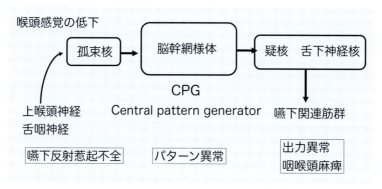

図1　延髄外側梗塞による嚥下動態

（梅﨑俊郎，2005[16]）より一部改変）

食道入口部通過	Type1	Type2	Type3
延髄非病巣側	良好	不良	不良
延髄病巣側		可能	不良
PPA	−	+	+

PPA：Passage pattern abnormality

表2　食道入口部通過パターン分類

（Oshima F，2013[17]）より引用）

口腔内汚染，ADL低下である．鎮静薬や向精神薬などは嚥下反射を低下させ，不顕性誤嚥の原因となる．体位変換能力の低下・低栄養は肺炎発症にかかわる．誤嚥性肺炎の予防には，脳血管障害の再発予防，口腔ケア，体位，経管栄養および薬物療法が推奨されている[20]）．

4．診察

脳梗塞では意識障害や認知障害などを合併して先行期の障害をきたす．また，姿勢の評価と調整はリハビリテーションでは重要である．頸部後屈や腰曲がりなど姿勢の問題があると，嚥下機能・排痰・呼吸機能に影響する．体位変換能力の低下は肺炎発症にかかわる．片麻痺，巧緻運動障害，失調症状，感覚障害などの身体所見にあわせて訓練や介助方法を検討する．

口腔・咽頭領域では歯牙と義歯の有無を確認し，開閉口や咀嚼機能を診る．顔面麻痺があると口角から食物がこぼれて口腔内圧が上昇せず，口腔から咽頭への移送が困難となる．軟口蓋麻痺があると鼻咽腔閉鎖不全をきたして鼻漏出や開鼻声がみられ，咽頭残留の原因となる．咽頭残留音や嚥下

音の異常がみられる．声帯麻痺を合併すると，嗄声となるだけでなく，排痰が困難となるので注意する．

嚥下は呼吸と連動しており，排痰・呼吸機能を評価して呼吸リハビリテーションを施行する．

5. 検査

簡易検査は誤嚥のスクリーニングと簡便に経過を観察するうえで有用で反復唾液嚥下テスト，水飲みテスト，食物テストなどがある[3]．反復唾液嚥下テスト，水飲みテストは嚥下反射を調べる方法である．偽性球麻痺では嚥下反射の遅延があり，改訂水飲みテストでは誤嚥することが多く，増粘剤を用いたとろみ付き水飲みテストが有用である[22]．

脳梗塞の急性期には検査室に搬送することが困難な場合もある．嚥下内視鏡検査はベッドサイドで施行できる点が有用である．また，感覚機能（喉頭感覚）を調べて不顕性誤嚥を確認することができる[23]．精査には嚥下造影検査が必要とされるが，球麻痺では正確な病態評価に嚥下圧・筋電図検査なども有用である．

誤嚥性肺炎のスクリーニング検査として，咳反射感受性テストで咳反射を，簡易嚥下誘発試験で嚥下反射の閾値を調べる方法がある．

6. 摂食嚥下障害への対応

摂食嚥下障害は誤嚥や栄養障害を引き起こし，疾患の予後を決定する因子となる．治療目標は安全かつ快適な経口摂取を目指すことである．時には絶食の判断をすることもある．重症度を判定し，機能的帰結を予測し，環境，リスク，合併症，食べる楽しみ，家族のニーズなどを考慮して経口摂取量，食形態，時間などを設定する．必要栄養量に対して不足したエネルギーを人工栄養などで管理する．

摂食嚥下障害への対応としては，水分・栄養管理，阻害因子の除去，口腔ケア，胃・食道逆流の予防，食品調整，体位の調整，リハビリテーション訓練，手術治療などがある．薬剤や経鼻経管カテーテルなどで医原性に嚥下障害をきたす場合もあるので注意する．重症例では電気刺激治療，経頭蓋磁気刺激，ボツリヌス毒素注入療法や手術治療などを検討する．

1）口腔機能を整える

口腔ケア・義歯調整などにより口腔機能を改善させ，誤嚥時の肺炎のリスクを減少させ，咳反射の閾値を低下させるとの報告がある[24]．また，軟口蓋機能不全では口蓋床などを用いて口腔機能を整える方法もある．

2）水分・栄養管理

低栄養は脳卒中の予後不良因子である[2]．嚥下訓練中，人工栄養を用いて経口摂取量を適量とする必要がある．必要栄養量の補充には，短期では経鼻経管栄養や間欠的経口胃管栄養法を，長期的には胃瘻などを併用する．腸を使えない場合には静脈栄養を検討する．栄養状態の改善は嚥下関連筋群の機能を改善させて，免疫機能を向上し，感染症の罹患率を低下させる．脳梗塞患者では座位保持時間が短く，経腸栄養を併用して胃食道逆流を合併することがある．この場合，嚥下反射や咳反射が低下して誤嚥の原因となり得るため，対策が必要である．

3）食品調整

嚥下動態に即した食品調整が必要となる．脳梗塞では難易度の低い食事段階を摂取しているときにはその持久力も低く，摂取できる量も少ない．段階的食事療法を用いて栄養必要量に対して摂取量が不足する場合には経管栄養法などの人工栄養により補給を行う．病態に合わせて増粘剤の濃度も調整する．

偽性球麻痺では嚥下反射が遅延するため，増粘剤を用いたとろみつき水分や嚥下調整食（ゼリーなど半固形食）を用いる．嚥下調整食ピラミッドの順番に段階的嚥下訓練が施行されることが多い

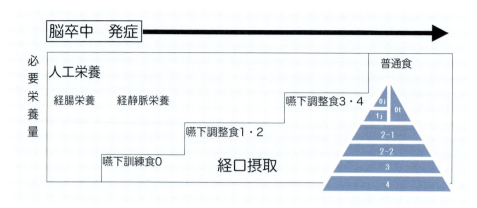

図2 段階的食事療法と栄養管理
（日本摂食・嚥下リハビリテーション学会医療検討委員会，2013[25]より引用）

(図2)[25].

球麻痺では咽喉頭麻痺による咽頭収縮不全，喉頭挙上不全など筋力低下があり，病態に合わせて水分や薄いとろみやミキサー食などを訓練に使用する[3].

4）リハビリテーション

リハビリテーションは残存機能を生かした生活の工夫や環境調整，精神的サポートなど広いアプローチである[26]．嚥下訓練には基礎訓練と直接訓練がある．基礎訓練は食物を使わないで行う訓練である．嚥下関連筋の筋力トレーニング，嚥下反射の誘発，Shaker訓練などを行う．排痰目的で呼吸リハビリテーションを併用する．直接訓練は食物を用いて行う訓練で，食品を調整して増粘剤を使用したり，体位や姿勢を調整して代償的嚥下手技を用いたりする．代償的嚥下手技としては顎引き，頸部回旋やメンデルゾン手技などがあり，誤嚥を予防して訓練を進める．食道入口部開大不全にはバルーン法などを用いることもある．

5）薬物治療

嚥下障害の原因となる薬物について再検討を行う[27]．鎮静薬，抗けいれん薬などでは医原性に意識障害をきたすことがある．鎮静薬や向精神薬などは嚥下反射を低下させ，不顕性誤嚥の原因となる．

嚥下障害を改善させる薬剤としては塩酸アマンタジン，ACE阻害薬，シロスタゾールがある（脳卒中ガイドライン　グレードC1)[2].

(1)塩酸アマンタジン

大脳基底核におけるドパミン神経終末からのドパミン放出を促進し，肺炎罹患率が低下したとの報告がある[28].

(2)ACE阻害薬

サブスタンP分解を阻害する作用により嚥下反射や咳反射を改善し，脳梗塞既往のある患者では肺炎罹患率を減少させる[29].

(3)シロスタゾール

脳梗塞後の肺炎抑制効果が認められている[30]．サブスタンスPの濃度を増加させる作用により，嚥下反射や咳反射を改善し誤嚥性肺炎が抑制されるとの報告がある[31].

(4)その他の治療

ブラック・ペッパーオイルは脳卒中後遺症患者の嗅神経刺激を介して脳血流を増加させ嚥下反射を改善させた報告がある．ニセルゴリンは血中サブスタンスPの上昇が報告され，誤嚥性肺炎の予防につながる可能性が報告されている．その他，TRP（Transient receptor potential）受容体刺激として食品の温度調整，カプサイシン，メンソール，黒胡椒匂い刺激などの治療もある[21].

6）ボツリヌス毒素注入療法

　延髄外側梗塞など重症の嚥下障害で輪状咽頭筋弛緩不全が筋電図で確認された場合，この筋活動を抑制するボツリヌス毒素注入療法の適応*がある．治療により食道入口部開大が可能となるが，胃食道逆流には注意を要する．

7）電気刺激治療・磁気刺激療法・頸部干渉波刺激

　咽喉頭筋に対する電気刺激治療は嚥下造影で咽頭通過時間を短縮し，誤嚥を減少させて経口摂取が改善するとの報告がある．また，頸部干渉波刺激も嚥下機能の改善を認めるとの報告がある．

　経頭蓋脳磁気刺激および経頭蓋直流電気刺激は皮質の興奮性を変化させて，伝導路を促通させる効果があると考えられている．非侵襲的に大脳皮質を直接刺激して嚥下機能を改善させるとの報告があり，脳の可塑性への応用が注目されている[32]．

8）外科治療

　リハビリテーションの効果が十分に見られない重症例に対して検討する．嚥下機能改善術は音声を温存しつつ経口摂取を目標とする．輪状咽頭筋切断術，喉頭挙上術，声帯麻痺に対して喉頭枠組み手術などがある．重症の慢性誤嚥を認める場合には，音声を犠牲にするが誤嚥予防を目的とする誤嚥防止手術を検討する．

*わが国では保険診療は認められていない．

地域連携

　嚥下障害の治療は患者を中心とした主治医，看護師，栄養士，言語聴覚士，歯科医師，歯科衛生士など嚥下チームでの多職種連携で包括的な介入を行うことが勧められている．治療が長期にわたる場合も多く，急性期病院，回復期リハビリテーション病院や療養病院，在宅との地域連携が重要である．地域連携パスに嚥下連絡票を併用し，情報共有システムを構築している地域が増加している．今後は地域包括ケアを踏まえて地域一体型での嚥下への取り組みが必要とされる．

文献

1) Flowers HL, et al：MRI-Based Neuroanatomical predictors of dysphagia, dysarthria, and aphasia in patients with first acute ischemic stroke. Cerebrovasc Dis Extra **7**：21-34, 2017.
2) 脳卒中合同ガイドライン委員会・編：脳卒中ガイドライン．16-17, 303-305頁，協和企画，東京，2015.
3) Daniels SK, Huckabee M：Dysphagia following stroke. Plural Publishing, CA, 2013.
4) Martino R, et al：Dysphagia after stroke：incidence, diagnosis, and pulmonary complications. Stroke **36**：2756-2763, 2005.
5) Jauch EC, et al：Guidelines for the early management of patients with acute ischemic stroke. Stroke **44**：870-947, 2013.
6) Jeyaseelan RD, et al：National Institutes of Health Stroke Scale（NIHSS）as An Early Predictor of Post-stroke Dysphagia. PMR **7**：593-598, 2015.
7) Nishikubo K, et al：Quantitative evaluation of age-related alteration of swallowing function：Videofluoroscopic and manometric studies. Auris Nasus Larynx **42**：134-138, 2015.
8) 平山惠造：球麻痺，偽性球麻痺．神経症候学　改訂第二版．771-791頁，文光堂，東京，2006.
9) 進　武幹：嚥下の神経機序とその異常．耳鼻と臨 **40**：239-422, 1994.
10) Ertekin C, et al：Mechanisms of dysphagia in suprabulbar palsy with lacunar infarct. Stroke **31**：1370-1376, 2000.
11) Mariani C, et al：Bilateral perisylvian softenings：bilateral anterior opercular syndrome（Foix-Chavany-Marie syndrome）. J Neurol **223**：269-284, 1980.
12) Nakagawa T, et al：High incidence of pneumonia in elderly patients with basal ganglia infarction. Arch Intern Med **10**：321-341, 1997.
13) Miyaji H, et al：Videofluoroscopic assessment of pharyngeal stage delay reflects pathophysiology after brain infarction. Laryngoscope **122**：2793-2799, 2012.
14) Jean A：Brain Stem Control of Swallowing：Neuronal Network and Cellular Mechanisms. Physiological Rev **81**：929-969, 2001.
15) Aydogdu I：Dysphagia in lateral medullary infarction（Wallenberg syndrome）. Stroke **32**：2081-2087, 2001.
16) 梅崎俊郎：嚥下の神経機構の解明．MB Med Reha **57**：222-230, 2005.
17) Oshima F, et al：Prediction of dysphagia severity：an investigation of the dysphagia patterns in patients with lateral medullary infarction. Intern Med **52**：1325-1331, 2013.
18) Moerman MB：Cricopharyngeal Botox injection. indications and technique. Curr Opin Otolaryngol Head Neck

Surg **14**：431-436, 2006.
19) Sellars C, et al：Risk factors for chest infection in acute stroke. Stroke **38**：2284-2291, 2007.
20) 嚥下性肺疾患の治療編集委員会：嚥下性肺疾患の診断と治療. 2013.
21) 海老原覚：嚥下障害のリハビリテーション. 日老医誌 **52**：314-321, 2015.
22) 横関恵美, 他：急性期脳梗塞による嚥下障害における改訂水飲みテストと1％とろみつき水飲みテストの併用法の有用性について. 脳卒中 **39**：12-18, 2017.
23) Maruo T, et al：Laryngeal sensation and pharyngeal delay time after (chemo) radiotherapy. Eur Arch Otorhinolaryngol **271**：2299-2304, 2014.
24) Yoneyama T, et al：Oral care reduces pneumonia in older patients in nursing homes. J Am Geriatr Soc **50**：430-433, 2002.
25) 日本摂食・嚥下リハビリテーション学会医療検討委員会：日本摂食・嚥下リハビリテーション学会嚥下調整食分類2013. 日摂食嚥下リハ会誌 **17**：255-267, 2013.
26) 日本摂食・嚥下リハビリテーション学会医療検討委員会. 訓練法のまとめ (2014版). 日摂食嚥下リハ会誌 **18**：55-89, 2014.
27) Lynette LC, Peter RJ：金子芳洋, 土肥敏博・訳. 中枢神経系に悪影響を及ぼす薬剤. 薬と摂食・嚥下障害. 31-180頁, 医歯薬出版, 東京, 2007.
28) Nakagawa T, et al：Amantadine and peumonia. Lancet **353**：1157, 1999.
29) Arai T, et al：ACE inhibitors and protection against pneumonia in elderly patients with stroke. Neurology **64**：573-574, 2005.
30) Shinohara Y, Origasa H：Post-stroke pneumonia prevention by angiotensin-converting enzyme inhibitors：results of a meta-analysis of five studies in Asians. Adv Ther **29**：900-912, 2012.
31) Zhang N, et al：Activation of tyrosine hydroxylase prevents pneumonia in a rat chronic cerebral hypoperfusion model. Neuroscience **158**：665-666, 2009.
32) Shigematsu T, et al：Transcranial direct current stimulation improves swallowing function in stroke patients. Neurorehabil Neural Repair **27**：363-369, 2013.

特集　病態に基づく摂食嚥下訓練

頭頸部癌に伴う嚥下障害

谷合信一, 冨藤雅之, 塩谷彰浩　●防衛医科大学校耳鼻咽喉科学講座

> 頭頸部癌の治療には，（化学）放射線治療（（C）RT）と手術があり，がんのリハビリテーションは，予防的・回復的・維持的・緩和的の4期に分けられる．頭頸部癌による嚥下障害の対応を考えるときには，治療法と病期の組み合わせで分類するとわかりやすい．（（C）RT）では，機能維持のために可能な限りの経口摂取の継続と予防的な間接的嚥下訓練の導入が考えられる．手術については，切除範囲や再建の有無等を頭に入れたうえで，術後早期の適切な時期に機能訓練や代償法の指導等を行いながら，機能回復を図る．緩和的な対応では，本人・家族の希望をしっかりと聴取したうえで，安全性に配慮した指導・介入が必要となる．頭頸部癌治療前後の嚥下機能経過には治療法と病期による特徴があり，それを理解した対応が必要になる．

Key words ▶ 頭頸部癌，嚥下障害，（化学）放射線治療，手術，リハビリテーション

はじめに

　頭頸部癌とは頭部，顔面，頸部に生じる悪性腫瘍の総称であり，日本のがん罹患患者の約2.4％といわれている．発生部位としては，鼻腔・副鼻腔3.4％，上顎洞3.2％，上咽頭2.8％，中咽頭13.5％，下咽頭19.9％，口腔35.4％，喉頭17.2％，唾液腺4.6％である[1]．治療法は，手術，化学療法，放射線治療に分けられる．頭頸部癌の嚥下障害の原因には大きく分けて，腫瘍そのものによる障害，（化学）放射線治療（chemo）radiotherapy：（（C）RT）による障害，手術による障害の3つがある．腫瘍そのものによる嚥下障害には，腫瘍による食物通過経路の障害，腫瘍の浸潤等による神経障害などがある．（化学）放射線治療，手術による嚥下障害については，治療法によって対応が大きく異なるため，訓練担当者は主治医との情報交換と基本的知識の習得が重要となる．

　本稿では，頭頸部癌によって生じる嚥下障害の特徴を述べた後，代表的な症例を提示し，言語聴覚士（ST）の立場から，対応の実際を記す．

頭頸部癌による嚥下障害の特徴

　頭頸部癌の嚥下障害の原因には大きく分けて，腫瘍そのものによる障害，（C）RTによる障害，手術による障害の3つがある．腫瘍そのものによる嚥下障害には，腫瘍による食物通過経路の障害，腫瘍の浸潤等による神経障害などがある．（C）RT，手術による嚥下障害については，治療法によって呈する嚥下障害の状況が大きく異なるため，訓練担当者は主治医との情報交換と基本的知識の習得が重要となる．

辻[2]は、がんのリハを病期別に示すと、予防的（preventive）、回復的（restorative）、維持的（supportive）、緩和的（palliative）に分かれるとしている。これらを踏まえ頭頸部癌における嚥下障害の対応を考えると、リハの病期的分類と頭頸部の治療法にわけ、その組み合わせで考えるとわかりやすい（図1）。すなわち、予防的リハと回復的リハは、（C）RTと手術によって対応が異なってくる。維持的・緩和的リハについても治療法による対応の差異は生じるが、回復的リハと比べるとその違いは少なくなるため、点線で示している。本稿においては、（C）RTの回復的リハ、手術の回復的リハ、緩和的な対応について述べる。

（化学）放射線治療（（C）RT）への対応

放射線治療後の嚥下障害は、照射野や線量によって生じる症状は異なるが、唾液の分泌量の低下、口腔乾燥、口腔粘膜炎、疼痛、筋の線維化、咽頭収縮力の低下、喉頭挙上範囲の低下、嚥下反射遅延を生じるとされている[3,4]。また、喉頭が照射野に入る場合には喉頭の感覚低下を起こし、不顕性誤嚥の原因となり得る。

対応の要点として考えられるのが、機能維持を目的として、可能な限り経口摂取を継続することにある。ここで留意点として、照射線量の増加に伴って疼痛、粘膜炎、口腔乾燥などの症状が悪化してくることにある。その症状の変化に応じて、食形態を下げる、摂食方法を指導するなどの介入が必要になる。当然のことながら、治療の完遂が最も優先しなければならないことであるため、適切な時期に代償栄養手段の導入をためらわないことも必要となる。近年、胃瘻造設よりも経鼻経管栄養を行いながら経口摂取を継続するほうが、嚥下機能の維持に良いとする報告があり[5,6]、安全性に配慮したうえで、可能な限りの経口摂取が機能の維持に有効であることを示しているといえる。

（C）RTの嚥下障害については、治療前からの

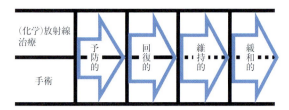

図1 頭頸部癌 嚥下障害に対する対応の分類

嚥下訓練介入の有用性を示唆する報告がある。細かい方法論は研究者によって差異があるが、訓練項目を概観すると前舌保持嚥下、Mendelsohn法、努力嚥下、息止め嚥下等を行っていることが多く、予防的リハの重要性が指摘されている[7~10]。ただ最近では、長期的な効果について疑問視する研究があることも事実であり[11]、治療の進展に伴う訓練実施回数の低下が影響しているとも考えられる。今一度、訓練方法や介入頻度等を再検討することも必要ではないかと感じている。

症例1

88歳男性　下咽頭癌　T2N0M0
【現病歴】
10カ月くらい前から続く、のどの違和感を訴え近医受診。下咽頭腫瘍指摘され当科紹介となった。病変範囲が広範囲であり、高齢であることを考慮し放射線単独照射の方針となった。
【臨床経過】
臨床経過の概要を図2に示す。X＋29日の嚥下造影（VF）では、嚥下反射遅延、咽頭残留の増加を認め、STによる介入を開始。常食を摂取していたため、食形態をレベルダウンさせ水分は増粘とした。さらに機能維持のため、間接的嚥下訓練を導入。口腔運動、舌背挙上運動、Shaker法を導入した。経過中、痛みの訴えが強くなってきたため、訓練項目は痛みの増強しない範囲での練習を継続。途中、自覚的な嚥下困難感が出現したため、X＋43日でVFを再検。経口摂取継続が可能であることを確認し、そのまま経口摂取を続

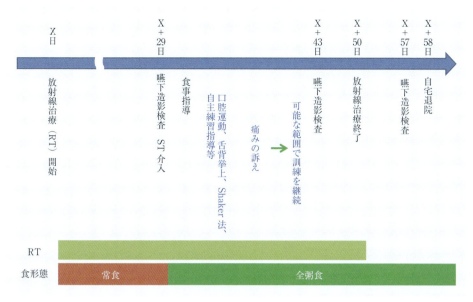

図2 症例1 臨床経過

けた．X＋50日にRT終了となり，最終的にVFで嚥下機能を確認して自宅退院となった．

手術後の嚥下障害への対応

頭頸部癌術後の嚥下障害は，切除部位や頸部郭清の有無，気管切開の有無等により，術後の嚥下機能で保持されている機能，嚥下訓練内容，食塊通過側等を予測することが可能である．例えば，下咽頭癌の手術であれば口腔期の障害は発生しないと考えられるし，片側の切除をした場合では，手術操作の加わっていない健側を用いる代償法が有効であると予測できる．また，機能を発揮するのに必要な筋が切除されている時には，その筋の運動を目的とした筋力強化は意味のない訓練になる．そのためSTとしても，手術についてのある程度知識と術者との密な連携が重要である．

術後の嚥下訓練については，術後早期に全身状態が落ち着いた段階で，VF等の評価を行い，間接的嚥下訓練から開始するか直接的嚥下訓練を導入するのか，開始する食形態等，具体的な方針を決定する．原発巣，切除部位，再建の有無等によって種々の症状を呈するが，代表的なものとして，声門閉鎖不全，喉頭挙上不全，嚥下反射惹起遅延，気道防御機能不全がある．それぞれ呈する症状に応じた訓練を実施する．また，術後回復期の直接的嚥下訓練の段階では，VFや嚥下内視鏡検査（VE）で誤嚥が完全に消失していなくても直接的嚥下訓練を実施することがある[12]．それには，リスク管理の徹底，患者の全身状態の把握，特に喀出力の保持が重要な視点になると考える．その判断には医師との綿密な情報交換や病棟スタッフとの連携も重要である．またVFにおいては，食塊の通過経路を考慮し，頸部回旋法やchin down姿勢が有効な症例もみられるため，代償姿勢の評価・検討を十分に行うことが大切となる．

近年，機能温存手術として広がっている経口的咽喉頭部分切除術（Transoral Videolaryngoscopic Surgery：TOVS）は，防衛医科大学校耳鼻咽喉科学講座で独自に開発した喉頭内視鏡下に腫瘍の一塊切除を行う術式である[13〜16]．適応は，T1〜T2，一部のT3までとされ，本術式では，疾患特異的生存率，喉頭温存率は90％以上，粗生存率は88％（3年）であり，良好な治療成績，喉頭

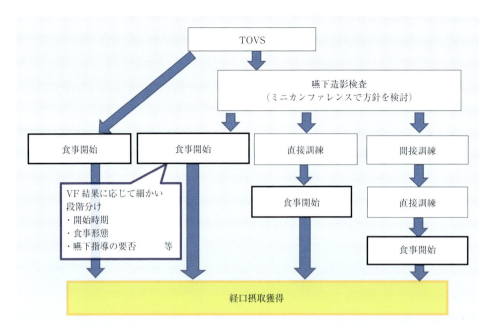

図3 TOVS後の嚥下訓練の流れ

温存率であるといえる．TOVS後の嚥下機能については，感覚神経の損傷がないことや喉頭挙上が温存されること，原則として気管切開を必要としないことより，良好であるといわれている．Tomifujiら[17]は，TOVS術後6カ月のFunctional Oral Swallowing Scale（FOSS）を検討し，臨床上問題とならないレベルの2以上の嚥下機能良好な症例が，95％であったと報告している．

しかしながら，切除部位が披裂軟骨や喉頭蓋に及ぶ例や広範囲切除，放射線療法後の再発例，食道癌の治療歴がある症例は嚥下障害が重度となることがあり，リハ対応が重要となる．当科におけるTOVS後の嚥下訓練の流れを図3に示す．TOVS後は多くの患者で，術後3～5日後にVFにて嚥下機能評価を行う．その場で医師，STでミニカンファレンスを行い，訓練の適否（直接的嚥下訓練か間接的嚥下訓練か），食事開始の可否，食形態，代償法の要否等について方針を決定する．

（C）RTと比較すると，手術前の嚥下訓練の有効性を報告した研究は少ない．Cavalotら[18]は，喉頭亜全摘術（CHEP/CHP）の患者に対して術前の嚥下訓練を行う群と行わない群と比較し，術前訓練を行ったほうが術後の食事開始日数が短縮したとの報告している．今後の研究の展開が望まれる領域であるといえる．

症例2

69歳男性　喉頭癌　T1N0M0
【現病歴】
内視鏡にて喉頭蓋に腫瘤を認め，近医受診．喉頭癌の診断で，放射線療法を勧められたが，TOVSを希望して当科受診．当科にて，TOVS（喉頭蓋切除）＋センチネルリンパ節生検を施行．
【臨床経過】
術後の臨床経過を図4に示す．術後2日目より，STによる間接的嚥下訓練を開始．ST初回評価では，認知機能，口腔運動機能には問題を認めず．湿性嗄声あり．会話明瞭度：1/5（よくわかる）．術前後の喉頭内視鏡写真を図5に示す．術後は喉頭蓋が全摘されている．訓練内容は，口腔運動訓練，舌背挙上訓練，連続嚥下，Supraglottic swallow（SGS），呼吸訓練，自主練習指導を行った．特に切除部位によりSGSが有効と考えられ

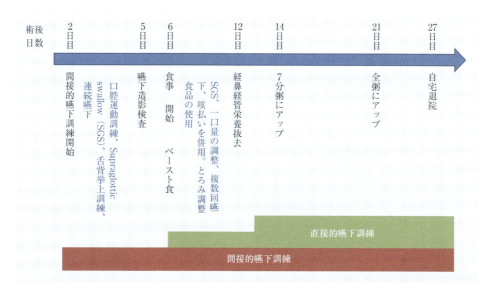

図4 症例2 臨床経過

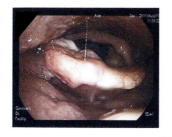
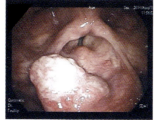
術前
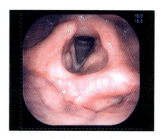
術後（17カ月）

図5 喉頭癌 TOVS 症例の術前，術後の内視鏡所見

たため，集中的に訓練を行った．術後5日目に初回VFを施行．3 cc水分とろみなしで特に嚥下手技等を使わない場合では，挙上期型誤嚥を認めたが，SGSと顎引き姿勢を併用すると，ごくわずかに喉頭侵入を認めるのみであった．全身状態も良好であったため，翌日からペースト食による直接的嚥下訓練開始となった．直接的嚥下訓練は，一口量の調整，顎引き，SGS，複数回嚥下，咳払い後の空嚥下を指導して摂取を開始．また水分には増粘を行った．食事開始後も間接的嚥下訓練を並行して実施し，術後12日に経鼻経管栄養チューブを抜去．その後段階的に食形態を上げていき，21日目に全粥にアップし，術後27日目に自宅退院となった．その経過中，誤嚥性肺炎等の発症なく，現在までも誤嚥を示唆する兆候もみられず経過している．

緩和的対応

緩和的な対応が必要な症例は，再発による痛みや心理的な問題を抱えていることが多く，機能訓練を行うよりも，代償方法の指導や家族指導が優先される．基本的な対応としては，本人・家族の希望をしっかりと聴取し，可能な限り安全に経口摂取を継続させることが，最も考えるべき事項となろう．

症例3

57歳男性　口腔底癌　T4aN2cMo
【現病歴】
X月，奥歯の痛み，左頸部腫脹を主訴に当科受

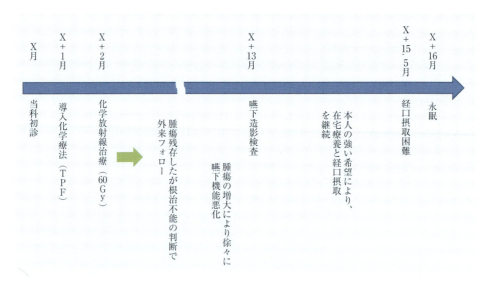

図6 症例3 臨床経過

診．口腔底癌の診断で，TPF 1クール．その後，化学放射線治療（CRT（60Gy））施行．PRの判定で，内服の抗癌剤で外来フォロー継続となった．

【臨床経過】

臨床経過を図6に示す．CRT終了後，腫瘍の残存を認めたが，根治切除不能との判断となり，外来での経過観察となった．当科での対応方針としては，本人の希望を最大限尊重し，可能な限りの経口摂取の継続と在宅での療養，それに合わせた適切な食形態，摂取方法の指導をすることとなった．

STは，一口量の調整，食形態の調整，の指導，複数回嚥下，頸部回旋（左），適宜咳払い＋空嚥下を指導した．疼痛の訴えあるため，積極的な間接訓練は行わず，外来の医師診察に合わせて上記指導を継続した．最終的には摂食不良となり当院に入院して永眠されたが，2週間前まで経口摂取と在宅療養の継続が可能であった．

まとめ

頭頸部癌による嚥下障害の特徴とその対応について，STの立場から述べた．本稿で述べた症例の経過を模式図に示すと，図7のようになる．

CRTにおいては，照射開始後に機能低下を示し，それは照射終了後しばらく経過したのちに回復に向かう．一部の症例では，完全に治療前のレベルに至らないケースもみられる．手術においては，術後は大幅な機能低下をきたし，その後回復過程に入る．この回復過程にある場合には，多少の誤嚥が許容されるケースもある．緩和的対応については，徐々に機能の低下がみられ，最終的には経口摂取不能となる．その過程においては専門的な指導・助言が重要になると思われる．

このように，頭頸部癌治療前後の嚥下機能経過の特徴を踏まえたうえで，対応にあたる必要があると思われる．

本論文の要旨は，第40回日本嚥下医学会総会ならびに学術講演会（2017年2月，東京）ポストコングレスセミナー「病態に基づく摂食嚥下訓練」で講演した．

●文献
1）上田裕二郎：頭頸部がん．がん診療レジデントマニュアル　第7版．国立がん研究センター内科レジデント編，94頁，医学書院．東京，2016．
2）辻　哲也：悪性腫瘍（がん）．現代リハビリテーション医学　第3版．千野直一編，494頁，金原出版．東京，2009．
3）辻　哲也：頭頸部がんの特徴・治療・リハビリテーションの概要．がんのリハビリテーションマニュアル　周術期

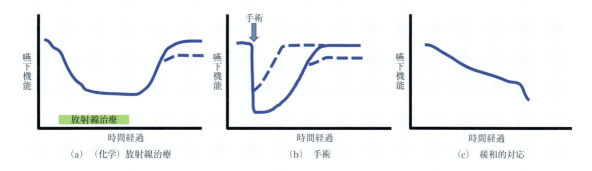

図7 各治療法別の臨床経過の模式図
a）CRTにおいては，RTの進行に伴い機能低下を呈する．RT後，機能回復し元のレベルに戻る症例（実線）が多いが，中には元のレベルに至らない症例（破線）もいる．
b）手術では，術直後に機能低下を生じる．そのレベルは手術の侵襲が大きいもの（実線）と比較的軽いもの（破線）に分かれる．術前のレベルに回復する例（実線）と機能障害が残る例（破線）がいる．
c）症状の進行とともに機能低下がみられ，最終的には経口摂取不能になる．

から緩和ケアまで．辻哲也編．80頁，医学書院．東京，2011.
4）Crary MA: Dysphagia and head/neck cancer. Dysphagia: Clinical management in adults and children. Groher ME, Crary MA：pp109–112, Mosby. Maryland Heights, 2010.
5）Sethugavalar B, et al: Impact of prophylactic gastrostomy or reactive NG tube upon patient-reported long term swallow function following chemoradiotherapy for oropharyngeal carcinoma: A matched pair analysis. Oral Oncol **59**：80–85, 2016.
6）Goff D et al: Swallowing outcomes for patients with oropharyngeal squamous cell carcinoma treated with primary (chemo) radiation therapy receiving either prophylactic gastrostomy or reactive nasogastric tube: A prospective cohort study. Clin Otolaryngol. 2017.
7）Carroll WR, et al: Pretreatment swallowing exercises improve swallow function after chemoradiation. Laryngoscope **118**：39–43, 2008.
8）Lisette van der Molen L, et al: A randomized preventive rehabilitation trial in advanced head and neck cancer patients treated with chemoradiotherapy: feasibility, compliance, and short-term effects. Dysphagia **26**：155–170, 2011.
9）Kotz T, et al: Prophylactic swallowing exercises in patients with head and neck cancer undergoing chemoradiation: a randomized trial. Arch Otolaryngol Head Neck Surg **138**：376–382, 2012.
10）Carnaby-Mann G, et al: "Pharyngocise"：randomized controlled trial of preventative exercises to maintain muscle structure and swallowing function during head-and-neck chemoradiotherapy. Int J Radiat Oncol Biol Phys **83**：210–219, 2012.
11）Messing BP: Prophylactic swallow therapy for patients with head and neck cancer undergoing chemoradiotherapy: A randomized trial. Dysphagia **32**：487–500, 2017.
12）谷合信一：喉頭亜全摘出後の嚥下障害　私の治療方針　言語聴覚士の立場から．嚥下医学 **4**：152–153, 2015.
13）Shiotani A, et al: Videolaryngoscopic transoral en bloc resection of supraglottic and hypopharyngeal cancers using laparoscopic surgical instruments. Ann Otol Rhinol Laryngol **119**：225–232, 2010.
14）Shiotani A, et al: Transoral videolaryngoscopic surgery for en bloc resection of supraglottic and hypopharyngeal cancers. Otolaryngol Head Neck Surg **144**：288–289, 2011.
15）Yamashita T, et al: Endoscopic transoral oropharyngectomy using laparoscopic surgical instruments. Head Neck **33**：1315–1321, 2011.
16）Tomifuji M, et al: Transoral videolaryngoscopic surgery for oropharyngeal, hypopharyngeal, and supraglottic cancer. Eur Arch Otorhinolaryngol **271**：589–597, 2014.
17）Tomifuji M, et al: Risk factors for dysphagia after transoral videolaryngoscopic surgery for laryngeal and pharyngeal cancer. Head Neck **38**：196–201, 2016.
18）Cavalot AL, et al: The importance of preoperative swallowing therapy in subtotal laryngectomies. Otolaryngol Head Neck Surg **140**：822–825, 2009.

特集 病態に基づく摂食嚥下訓練

神経筋疾患

山本敏之 ● 国立精神・神経医療研究センター摂食嚥下障害リサーチセンター，病院神経内科

> 摂食嚥下にかかわる身体のシステムは，大脳や脳幹だけでなく，末梢神経，筋肉など，多くの器官がかかわり，そのどこに異常が現れても障害が現れる．そのため，神経筋疾患は摂食嚥下障害を合併することが多く，摂食嚥下障害の特徴は疾患によってさまざまである．障害されたシステムを理解することは，神経筋疾患の摂食嚥下を知るのに重要である．本稿では，運動にかかわるシステム，すなわち運動系（上位運動ニューロン，下位運動ニューロン，神経筋接合部，筋肉），錐体外路系，小脳系に焦点を当て，これらのシステムに異常が現れたときの摂食嚥下障害の特徴と対処法を述べる．

🔒 Key words ▶ 神経筋疾患，摂食嚥下障害，嚥下造影検査，摂食嚥下リハビリテーション

神経筋疾患における摂食嚥下障害の病態

「神経筋疾患」とは，神経系や神経筋接合部，筋肉などが障害される疾患の総称であり，それ自体は疾患名ではない．神経筋疾患に分類される疾患は数が多く，また，同じ疾患であっても病期によって症状が異なることや，患者によっては加齢変化や廃用症候群を合併していることもあるため，疾患と臨床像との関係がわかりにくい場合もある．それゆえ，神経筋疾患の摂食嚥下障害は，病態によらず症状に対処すればよいと考えたくなるが，適切なタイミングで，適切な対処法を選択するためには病態の理解が重要である．本稿では神経筋疾患の病態と摂食嚥下障害について解説する．

1. 上位運動ニューロンと下位運動ニューロンの障害

運動ニューロンは随意運動にかかわる神経系を構成し，上位運動ニューロンと下位運動ニューロンに分けられる．上位運動ニューロンは，大脳皮質（運動野）から軸索を伸ばし，脳幹を経て脊髄に達する神経で，途中，延髄（錐体）で軸索が左右に交叉するため，右側の大脳半球は身体の左側の運動を，左側の大脳半球は身体の右側の運動を支配する．下位運動ニューロンは脊髄に存在し，末梢神経として軸索を伸ばし，神経筋接合部を介して筋肉に命令を送る（図1）．

上位運動ニューロンが障害されると，筋力低下，痙性麻痺，腱反射亢進，病的反射が現れ，原則として筋萎縮は現れない．一方，下位運動ニューロンが障害されると，筋力低下，腱反射減弱，筋萎縮，線維束性収縮が現れる．

運動ニューロン疾患の上位運動ニューロンの障

神経筋疾患

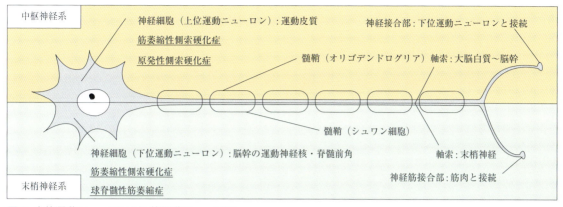

図1 上位運動ニューロンと下位運動ニューロン
上位運動ニューロン（上段）は運動皮質から伸び，下位運動ニューロンに情報を送る．下位運動ニューロン（下段）は脳幹の運動神経核や脊髄前角から伸び，神経筋接合部を介して筋肉に情報を送る．下線は主たる疾患を表す．

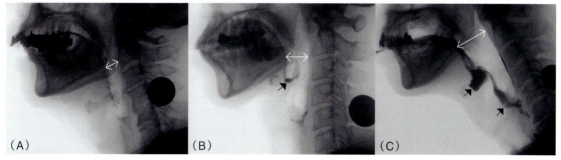

図2 運動ニューロン疾患による摂食嚥下障害
（A）原発性側索硬化症 75歳男性．上位運動ニューロンの障害．経過20年．舌の萎縮は目立たず，咽頭腔の拡張もない（白矢印）．（B）球脊髄性筋萎縮症 52歳男性．下位運動ニューロンの障害．経過22年．舌の萎縮，咽頭腔の拡張を認める（白矢印）．喉頭蓋谷に少量の残留を認める（黒矢印）．（C）筋萎縮性側索硬化症 65歳女性．上位運動ニューロンと下位運動ニューロンの障害．経過1年．舌の萎縮が著明で，咽頭腔が拡張している（白矢印）．嚥下後の咽頭残留を認める（黒矢印）．

害では，嘔吐反射の亢進による固形物の嚥下困難感が現れることがあるが，嚥下関連筋の萎縮はなく，嚥下機能は保たれることが多い[1]．下位運動ニューロンの障害による摂食嚥下障害は，嚥下関連筋の運動麻痺と筋萎縮が原因になり，送り込みの障害や誤嚥が現れる．

上位運動ニューロンと下位運動ニューロンがともに障害される筋萎縮性側索硬化症は，経過中に重度の摂食嚥下障害が現れ，予後不良である．上位運動ニューロンが障害される原発性側索硬化症は，摂食嚥下障害は軽度である．下位運動ニューロンが障害される球脊髄性筋萎縮症は，長い経過で舌萎縮や摂食嚥下障害が進行する（図2）．

2．神経筋接合部の障害

神経筋接合部は末梢神経と筋肉の接合部分にあり，運動神経終末と筋肉側の受容体とで構成される．神経終末から放出されたアセチルコリン（ACh）が，筋膜にあるアセチルコリン受容体（AChR）と結合することで，筋収縮が起こる．

神経筋接合部には血液神経関門による保護がないため，自己抗体の出現によって，神経終末から筋肉への刺激の伝達が障害される．神経筋接合部が障害される疾患でもっとも多いのは，抗AChR抗体陽性重症筋無力症で，重症筋無力症全体の80～85％を占める．抗AChR抗体陽性重症筋無

特集 病態に基づく摂食嚥下訓練

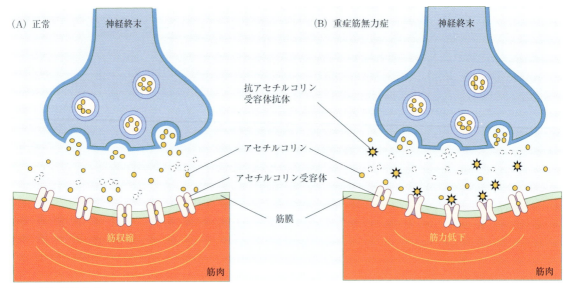

図3 神経筋接合部
(A) 神経筋接合部はアセチルコリン受容体へのアセチルコリンと結合し，筋収縮が起こる．アセチルコリンはコリンエステラーゼによって分解される．(B) 抗アセチルコリン受容体抗体陽性重症筋無力症では，自己抗体がアセチルコリンとアセチルコリン受容体の結合を阻害し，筋力低下が出現する．アセチルコリンは結合できぬまま，コリンエステラーゼに分解される．

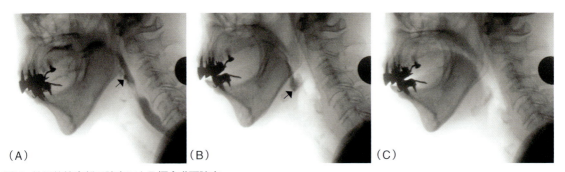

図4 神経筋接合部の障害による摂食嚥下障害
重症筋無力症 68歳 女性．固形物の嚥下．(A) 咽頭最大収縮時，咽頭が収縮しきれない（矢印）．食道入口部の開大は良好で，食物は食道に送り込まれている．(B) 6回の複数回嚥下後，喉頭蓋谷に残留を認める（矢印）．(C) コリンエステラーゼ阻害薬（エドロフォニウム）静注後の咽頭収縮の改善．複数回嚥下は2回に減り，嚥下後の咽頭残留はない．

力症は，抗AChR抗体によってAChとAChRの結合が障害され，筋力低下が起こる（図3）．重症筋無力症は，運動を繰り返すほど筋力低下が増悪し，休息によって筋力が回復することを特徴とする．

重症筋無力症の構音障害，摂食嚥下障害，咀嚼障害は，初発時には14.9％，診断時には27.6％の患者に現れる[2]．咀嚼や嚥下の繰り返しで，筋力低下が増悪し，固形物の嚥下で症状が現れやすい（図4）．食物の咽頭残留がある場合，それを解消するために複数回嚥下を行い，そのためにますます咽頭収縮力が低下する．また，重度の嚥下障害がある患者は，誤嚥によるむせの繰り返しで呼吸筋が疲労し，呼吸不全になることがある．

重症筋無力症の数％に，抗筋特異的受容体型チロシンキナーゼ（MuSK）抗体陽性重症筋無力症があり，顔面筋，舌筋，咬筋，側頭筋，嚥下関連筋に筋萎縮を伴う筋力低下が現れる．

3. 筋肉の障害

　筋肉の障害は，筋線維自体に異常がある遺伝性の筋疾患と，自己免疫学的な機序で筋線維が障害される炎症性筋疾患とに大別される．前者は筋ジストロフィーやミオパチーなどが該当し，後者は多発筋炎，皮膚筋炎，封入体筋炎などが該当する．筋線維に壊死が起こると，血清クレアチンキナーゼ（CK）が上昇する．壊死した筋線維の一部は再生され，一部は脂肪や間質に置換される．

　筋肉の障害による摂食嚥下障害は，嚥下関連筋群全体の筋力低下で生じる．そのため咽頭での輸送能が低下し，特に食物輸送に筋力が必要な固形物の嚥下で障害を認める．筋線維が瘢痕化すれば，食道入口部の開大は悪くなり，咽頭での通過はさらに悪くなる．炎症性筋疾患では，嚥下中，食道入口部に cricopharyngeal bar を認めることがある（図5）．

4. 錐体外路系の障害

　錐体外路は錐体路や小脳系とは別に，個々の動作が円滑になるように運動調節する中枢神経系で，大脳基底核がかかわっている．錐体外路系の障害（錐体外路徴候）が直接の原因で麻痺や筋力低下が現れることはない．

　錐体外路徴候が現れる疾患には，パーキンソン病に代表される，視床から大脳皮質への興奮性情報伝達が減弱する疾患と，ハンチントン病に代表される，視床から大脳皮質への興奮性神経伝達が過度に活性化する疾患がある．前者は運動減少（無動寡動，筋強剛など）が起こり，後者は運動過剰（舞踏運動，ジスキネジアなど）が起こる．

　摂食嚥下においては，錐体外路徴候のため運動減少が起こると，舌による食物の送り込みの障害や嚥下反射惹起の遅れなどが現れる．ただし，パーキンソン病の摂食嚥下障害の原因は，錐体外路徴候だけではない[3]．運動過剰になると，舌をねじらせたり，前後左右に動かしたりする，口舌ジスキネジアが現れることがある．口舌ジスキネジアは，薬剤（抗精神病薬，抗パーキンソン病薬）が原因になることが多い．

　錐体外路徴候をきたす疾患には，パーキンソン病やレビー小体型認知症，進行性核上性麻痺，多系統萎縮症，ハンチントン病などがある．

5. 小脳系の障害

　小脳系の障害では麻痺や筋力低下は現れず，協調運動の障害，すなわち，小脳性運動失調が現れる．小脳性運動失調では，原則として嚥下は障害されない．しかしながら，口腔から咽頭への随意的な食物の送り込みにおいて，舌運動の方向や強さが一定しないため，不用意に送り込まれた食物が，誤嚥の原因になり得る．

　小脳性運動失調が主症状である脊髄小脳変性症にはSCA6，SCA31などがあり，いずれも進行期であっても経口摂取を続けられることが多い．小脳系が障害される孤発性の疾患では，多系統萎縮症（MSA-C）がある．MSA-Cの進行期は，小脳系の障害以外にも，錐体外路徴候や自律神経障害を合併しているため，小脳性運動失調だけが原因の摂食嚥下障害ではない．

神経筋疾患における摂食嚥下障害の治療的アプローチ

　神経筋疾患の摂食嚥下障害の治療では，原疾患の治療と摂食嚥下障害への対処のそれぞれを考える必要がある．原疾患に治療法がある場合は，原疾患の治療を優先し，並行して摂食嚥下障害に対処する．原疾患に治療法がない場合は，機能回復・機能維持を目的とした摂食嚥下リハビリテーションを導入する．いずれの場合も，症状が強い急性期には，症状の安定を優先させ，無理に摂食嚥下障害への対処を行わない．神経筋疾患においては，摂食嚥下リハビリテーションの導入は早ければ早いほど良いと安易に考えないようにする．また，呼吸不全を伴う場合は，誤嚥による気道感染が呼吸状態をさらに悪化させないように，無理

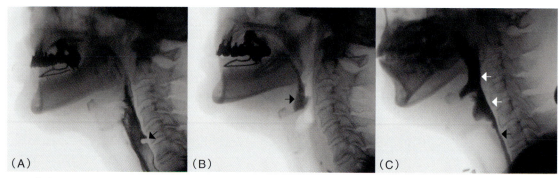

図5 筋肉の障害による摂食嚥下障害
多発筋炎　78歳女性．(A) 液体10 mLの嚥下．食道入口部の開大は良好で，cricopharyngeal bar を認める（矢印）．(B) 固形物の嚥下後，咽頭収縮力の低下のため喉頭蓋谷に残留を認める（矢印）．(C) デュシェンヌ型筋ジストロフィー　33歳男性．液体5 mLの嚥下．最大咽頭収縮時，収縮力の低下を認め（白矢印），食道入口部の開大も不良（黒矢印）である．

な経口摂取は避ける．

1. 上位運動ニューロンと下位運動ニューロンの障害への対処

　筋萎縮性側索硬化症の摂食嚥下障害には，発症早期から摂食嚥下機能，呼吸機能を評価し，介入する．そして，進行期には経腸栄養などによる栄養管理を行い，誤嚥対策として誤嚥防止術等を考慮することが推奨されている[4]（図6）．球脊髄性筋萎縮症の摂食嚥下障害の進行抑制に，リュープロレリン酢酸塩が有効とする報告がある[5]．

2. 神経筋接合部の障害への対処

　重症筋無力症の治療目的は，自己抗体を減らし，新たな自己抗体を産生しないようにすることである．症状が安定するまでは，過度の摂食嚥下リハビリテーションは避けるべきである．なぜなら先に述べたように，重症筋無力症は，繰り返しによって障害が増悪するからである．胸腺摘除術や免疫療法は治療効果が現れるまでに時間がかかることがあり，摂食嚥下障害のため誤嚥の危険性がある患者には，過渡的な治療として，速効性のあるコリンエステラーゼ阻害薬（ピリドスチグミン臭化物）が有効な場合がある．食前1時間前にピリドスチグミン臭化物を内服し，誤嚥を予防しつつ免疫療法による改善を得る[1]（図4C）．

3. 筋肉の障害への対処

　炎症性筋疾患は免疫療法で筋線維の崩壊を抑えることを目的とする．摂食嚥下障害を合併する重症例には，免疫グロブリン大量療法を考慮する[6]．運動負荷による過用（overuse）で筋線維の崩壊を起こさないように，血中CK値を指標に，適度な摂食嚥下リハビリテーションを行う．食形態の調整やバルーン法の導入，輪状咽頭筋切断術などが有効である．

　筋線維自体に異常がある，先天性筋疾患（筋ジストロフィー，先天性ミオパチーなど）は，根治的な治療法がなく，長い経過で摂食嚥下障害が現れる．適宜，嚥下機能を評価しながら，摂食量を維持し，誤嚥を予防することを目的に，食形態を工夫する[7]．摂食嚥下リハビリテーションは呼吸不全や四肢体幹の筋力低下などが原因で導入が難しいことが多い．

4. 錐体外路徴候への対処

　パーキンソン病やレビー小体型認知症ではL-dopaに代表される抗パーキンソン病薬で錐体外路徴候による摂食嚥下障害を改善できることがある[8]．ただし，すでにパーキンソニズムが改善し

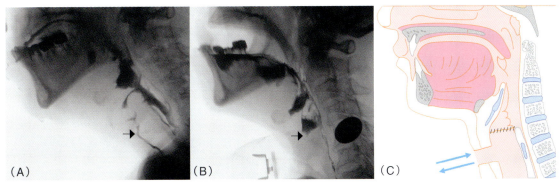

図6 誤嚥防止術
筋萎縮性側索硬化症　77歳男性．（A）液体の嚥下では多量の残留を認めている．（B）誤嚥防止術後．多量の喉頭侵入を認めるが，誤嚥していない．（C）誤嚥防止術（声門閉鎖術）模式図．声帯を閉鎖し（斜線），誤嚥を防止する．呼吸は気管切開孔から行う．

ている患者に摂食嚥下障害がある場合，ドパミン受容体への刺激を強くしても嚥下機能が改善するとは限らない．摂食嚥下リハビリテーションでは，食形態の調整や姿勢調整などを積極的に導入する．嚥下障害が強い場合には，経管栄養や胃瘻造設術を考慮し，内服治療と栄養管理を行う[8]．

5．小脳性運動失調への対処

小脳性運動失調は同じ動作を行わせても再現性に乏しく，飲み方によって機会誤嚥を認めることがある．食具の工夫や食形態の調整などで対処する．

●文献

1) Jones HN, Rosenbek JC：Dysphagia in rare conditions：an encyclopedia. pp467-472, Plural Pub. San Diego, 2010.
2) 「重症筋無力症診療ガイドライン」作成委員会：重症筋無力症診療ガイドライン 2014．27-28頁，南江堂，東京，2014．
3) 山本敏之，村田美穂：Parkinson病の嚥下障害・構音障害．神経内科 **86**：161-168, 2017．
4) 「筋萎縮性側索硬化症診療ガイドライン」作成委員会：筋萎縮性側索硬化症診療ガイドライン．104-115頁，南江堂，東京，2013．
5) Hashizume A, et al：Long-term treatment with leuprorelin for spinal and bulbar muscular atrophy：natural history-controlled study. J Neurol Neurosurg Psychiatry. 2017.
6) Marie I, et al：Intravenous immunoglobulins for steroid-refractory esophageal involvement related to polymyositis and dermatomyositis：a series of 73 patients. Arthritis Care Res (Hoboken). **62**：1748-1755, 2010.
7) 「デュシェンヌ型筋ジストロフィー診療ガイドライン」作成委員会：デュシェンヌ型筋ジストロフィー診療ガイドライン．南江堂，東京，2014．
8) 「パーキンソン病治療ガイドライン」作成委員会：パーキンソン病治療ガイドライン．126-129頁，医学書院，東京，2011．

特集 病態に基づく摂食嚥下訓練

誤嚥性肺炎の嚥下障害とその対応

丸目正忠/藤谷順子 ●国立国際医療研究センター病院リハビリテーション科

> 誤嚥性肺炎の病名が広く一般にも知られるようになったが，問題になるのは昨日まで元気であった（と思われる）高齢者の誤嚥性肺炎である．高齢者の誤嚥性肺炎は加齢による緩徐な体力の低下をベースとした嚥下障害で発症するため，いわゆる脳血管疾患のような急性疾患によって生じる嚥下障害とは対応を異にする．
> 高齢者の誤嚥性肺炎への対応は，肺炎そのものの治療のほか，栄養サポート，呼吸ケア，口腔ケア，嚥下間接訓練を速やかに行い，誤嚥リスクの少ない方法を早期に見つけ，早い段階で嚥下直接訓練を開始することが重要である．ある程度の経口摂取が可能になった段階では，摂食嚥下能力と介護力などの生活環境とのバランスをマネジメントして，より良い生活を送るためのサポートをすることも大切である．

🔒 **Key words** ▶ 高齢者，低栄養，廃用，早期直接訓練

はじめに

近年，マスメディアから『誤嚥性肺炎』という病名が聞かれるようになり，誤嚥性肺炎に関する書籍が多くの売り上げを得るなど，誤嚥性肺炎に対する世間一般の関心が高まっている．

2011年以降，肺炎は脳血管疾患に代わって日本人の死亡原因の第3位になっている[1]．これには高齢者の増加が深く関係していると考えられ，男女とも70歳以上では肺炎の死亡率構成割合は加齢とともに増加する[1,2]．

一方，臨床現場で嚥下障害の訓練を担う言語聴覚士（以下，ST）のかかわる対象領域では，摂食嚥下障害が多数を占めるようになった（図1）．筆者の勤務する急性期病院（以下，当院）でも，

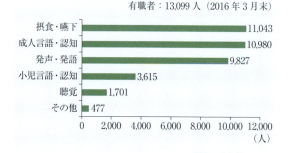

図1 言語聴覚士の対象領域
（日本言語聴覚士協会のホームページから引用）

ST処方の約2／3が嚥下障害に関する処方であり，かつそのほとんどを70歳以上の患者が占めている状況である．

社会的にも臨床現場的にも，高齢者の嚥下障害への対応は，避けて通れないものとなっている．

誤嚥性肺炎

誤嚥性肺炎は大まかに3つに分けることができる（図2）．1つ目は，嚥下障害の発症が明らかで，食事の際に誤嚥し，肺炎を起こすケースである．脳卒中患者に多くみられるケースであり，回復中で予後も期待できる．2つ目は，食べていないのに肺炎を起こすケースである．入院中の禁食症例や在宅胃瘻症例が相当するが，唾液を常時誤嚥したり，胃食道逆流があったりするケースで，全身状態も悪い場合は，いかなる手を尽くしても誤嚥を避けられない場合もある．誤嚥防止術も検討すべきケースとなり得る．3つ目は，急性期あるいは一般病院でよくみられるケースで，普通に食事をしてきたつもりなのに，ある時肺炎を起こし，嚥下機能低下に気づかれるケースである．主に高齢者の場合が多い．加齢とともに緩徐に嚥下機能が低下していることがベースにあり，そこに全身状態や体力，呼吸機能，免疫機能の低下などが加わることで，肺炎発症の運びとなる．肺炎が軽度の場合は良いが，そうでない場合は嚥下障害だけへの対応では治療・改善は困難となる．この3つ目のケースが，臨床現場でよく遭遇する誤嚥性肺炎である．

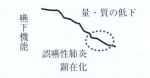

① 嚥下障害が明らかで，食事の際に誤嚥し肺炎を起こした症例
（例：脳卒中）
② 食べていないのに肺炎を起こした症例
（例：入院中禁食，在宅胃瘻）
③ 普通に食べていたつもりなのに肺炎を起こした症例
＝主に本人も家族も低下に気づいていない高齢者

図2 誤嚥性肺炎のおおまかな分類

（藤谷順子，2013[3]）より一部改変）

表1 誤嚥性肺炎と脳血管疾患による嚥下障害の違い
- 脳血管疾患では，急性期の自然回復が期待できるが，加齢による嚥下障害では，急性期の自然回復はあまり期待できない．
- 他の疾患があれば，その治療状況によっては一定の改善は期待できる．
- いわゆる「痩せて飲み込む力が弱い」ような場合は，筋力強化系の間接訓練を行ってもなかなか状況は好転しない．
- 咽頭残留がいつもある．

脳血管疾患で起こる嚥下障害と高齢者の嚥下障害の違い

脳血管疾患で起こる嚥下障害の場合は，発症前に体力もあった人が，突然病気になったわけなので，当然まだ基礎体力がある．麻痺などの自然回復と同様に，嚥下機能も改善する期待が持てる．

高齢者の嚥下障害の場合も，原因が電解質異常など明らかに全身状態を低下させている疾患であれば，それを治療することによって一定の機能改善が期待できる．しかし，元々徐々に機能低下していた結果，誤嚥性肺炎を発症した場合には，その背景にフレイルやサルコペニアが存在するともいわれる．いわゆる「痩せて飲み込む力が弱い」「予備力の低下した」ケースである．しっかりと食べられていなかったために低栄養で痩せていて，筋力が弱く，咽頭に残留しやすい．咽頭残留や誤嚥したものを喀出することも難しい．そして，普段から口呼吸で口腔は乾燥しやすく，かみ合わせも弱い．食事をすることでも疲れてしまう．また，一見それほど痩せていなくても二重あごのように下あごの筋肉がたるんでいるようなケースでは，筋肉の低下があり，喉頭の動きがよくないことが多く，咽頭残留しやすい傾向がある（**表1**）．

高齢者が「どんな時に肺炎になるか」を図3に示した[3]．高齢者は筋力が低下しているので，咽頭に残留しやすく，誰でも時には誤嚥することが想定される．しかし誰もが誤嚥性肺炎を発症するわけではない．喀出力や免疫力などの体力があれば，少量の誤嚥があっても肺炎になることはない．

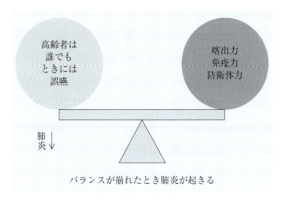

図3 誤嚥と肺炎発症の関係

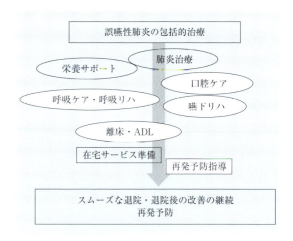

図4 誤嚥性肺炎の包括的治療

表2 誤嚥性肺炎の嚥下訓練の処方が出たら

1. 体調のチェック（本人に合う前にも）
2. 咳ができるのか
3. 本人の嚥下障害に関する理解力
   嚥下不良を自覚できているのか？
4. 口腔状態の観察
5. 嚥下機能のチェック
   各種スクリーニング実施
   どうしたら食べさせられるかを検討
6. 予後予測（とりあえずの見解でも）
   見通しを立てて，医師に報告し，
   患者本人・家族にも可能な範囲で説明

時には起こり得る誤嚥に対し，体力が対応できなくなったときに誤嚥性肺炎を起こすことになる．嚥下に限ったことではないが，普段からしっかり栄養を摂って，適度な運動をして，体力が落ちない生活を送っていれば，バランスは保たれて誤嚥性肺炎を発症せずに過ごしていけると考えられる．

誤嚥性肺炎の高齢嚥下障害患者への対応

誤嚥性肺炎の包括的な治療の流れを図4に示す．多職種で進めることが肝要である．肺炎そのものへの治療，栄養サポート，口腔ケア，呼吸ケア，嚥下リハは早期に始め，経口摂取もできるだけ早期に開始することが大切である．離床やADL訓練が進むころには食事も始められ，その後は退院後の生活を支えるためのかかわりへと進めていく．

STは，介入初期にはやむを得ず間接訓練しか行えないこともあるが，廃用・意欲低下予防のためには直接訓練が大切である．いわゆる「痩せて飲み込む力が弱い」ような人には，筋力トレーニング系の間接訓練をいくらやってもなかなか状況は好転しない．待っていれば状況がよくなるわけではないので，飲食による誤嚥を避けるための禁食を続けることは，廃用の進行，食への意欲低下，認知機能低下などを招き，デメリットが大きい．また，就寝時の唾液誤嚥は十分に起こり得るので，口腔咽頭のケアをしっかりと実行していなければ誤嚥性肺炎のリスクは避けられない．誤嚥性肺炎になると状況はさらに悪化し，二度と食事摂取ができなくなる可能性も出てくる．「いつも咽頭に残留をしている」可能性を踏まえて対応することが必要である．早期から呼吸状態を整え，喀痰を促し，肺炎が落ち着いたら，覚醒，口腔衛生，摂食条件を整え，リスクを軽減したうえで，早目に攻めの嚥下リハビリテーションに転じることが望ましい．初期評価ののちにも，訓練をしながら細かな評価を行い，直接訓練の機会を逃さないようにしたい．

筆者が普段行っている初回の観察評価項目を表2にまとめた．医師から嚥下障害のリハビリテーションの処方が出たら，カルテ情報を確認し，全

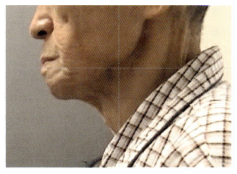

図5 外観の評価

表3 誤嚥性肺炎症例の「嚥下」訓練のコツ

・疲れさせない
・早めの直接訓練＋少量頻回
・こまめな喀出，その習慣
・嚥下機能の回復ではなく，今の嚥下機能でも嚥下できる方法を見つける
　食形態：何から始める？
　姿勢：どんな姿勢が安心？

身状態のチェックを行う．次に患者を前にしたら，呼吸は安定していて咳もできるか，会話をしながら，認知面と本人の嚥下状況についての理解力，発声・構音能力を把握する．それから口腔衛生状態や口腔機能，嚥下機能をチェックする．嚥下障害を起こしている複数の要因を可能な限り考えて，そのうえで，どうしたらリスクが少なく食べられるかを検討する．

　外観の評価も大切である．写真（図5）のケースを考えてみる．少し痩せていて，喉頭隆起が目立っている．喉頭下垂も少しある．このような症例の場合，嚥下反射が惹起すれば喉頭隆起は下顎下縁のラインくらいまでは大きく挙上することが多い．しかし痩せている症例では，咽頭の軟部組織も減少していることで嚥下時の咽頭収縮は不十分となり，咽頭残留が起こりやすくなっていることが推測できる．そのために唾液は常時貯留し，時には喉頭侵入したり，食事をすれば「残留して，残留して，そして時々誤嚥」となったりすることが予想できる．

　誤嚥リスクがあるから食べさせずに，「筋量が増えるまで間接訓練」としたらよいのだろうか？

　筆者の場合は，咽頭で起こっていることを可能な限り推測し，「今の機能で何をどうしたら肺炎を起こさずに食べていけるか」を考え，少しずつでも経口摂取を始めていくことを考える．もちろん，経口摂取を始めるにあたっては，そのリスクについて医師に報告し，了承を得ることが必要である．

　医師は，いつから食べられるか，今後どうなるかの評価を踏まえて，治療を進めているので，まずは初期評価での見通しも報告する．ただし，最初に立てた見通しが違ってきたら，すぐに修正の報告をすることが肝要である．また，本人や家族にも，医師と相談したうえで，評価を伝えていくことが大切である．家族には，なるべく早い段階で会い，家族の思いや希望，退院後に可能な協力事項を知っておくことも，ゴールを考えるうえで大切である．

訓練を進めるうえでの留意点

　誤嚥性肺炎症例の訓練では，まずは栄養状態（BMIやAlb値など）と栄養状況（kcal/日など）のチェックを行う．多くの場合は低栄養であるので，訓練実施に際しては「疲れさせない」配慮が必要である．そして「早めの直接訓練を少量頻回」で行う計画を立て，リスク管理の観点から「こまめに喀出する習慣をつける」ことを指導する．そして，嚥下機能そのものの回復をはかる（間接訓練）ばかりでなく，今の嚥下機能でも嚥下できる方法を早く見つけるようにする．例えば，「食形態は何から始めたら安全か？」「姿勢はどんな姿勢が安心か？」といったようなことを具体的に検討する（表3）．

　退院のめどがつく時期になったら，嚥下機能能力の改善状況を把握し，それに見合った食事提供の提案をする．退院時のゴールとしては，①全量経口摂取，②経口・経管併用，③経管栄養のみ，

あるいは，④本人の望むまま食べられるだけ（ナチュラルコース），といったゴールが考えられる．この嚥下障害のゴールと退院後の生活環境に合わせた，実現可能な指導を行うことも重要である．特に現実の介護力（嚥下調整食を作れるか，経管栄養の手技が可能かなど）と，本人・家族の食に対する考え方（食べたい，食べさせたい）とのズレは，その後の指導するうえでしっかりと押さえておきたい．また，退院時のゴールよりも家に帰るとよくなることもあるので，指導・サポートが切れ目なく繋がっていくように，各関係機関への情報提供を行うことも大切である．

当院での訓練の工夫

水は口腔咽頭の衛生が保たれていれば，少量誤嚥しても比較的安全といえる．当院では早い段階から，クラッシュアイスや，1cm角のキューブアイスを使った嚥下訓練を行っている．1cm角の氷は大きいように思えるが，溶けても1ccの水になるだけなので，それほどリスクはない．また，歯がある人であれば咀嚼することもできるので，咀嚼嚥下の練習も可能である．嚥下反射が惹起しにくくなった例や認知症症例にも，嚥下までの自然な動きを練習でき，適度な感覚入力訓練にもなる．そして何より禁食中の患者にはかなり喜ばれる．

姿勢については，座位やリクライニング姿勢等いろいろあるが，その症例に最適な姿勢を検討する．咽頭に残留し，その後少量ずつ誤嚥するタイプの場合などの咽頭に貯められる容積が多いと助かるようなケースには，直接訓練の導入として「完全側臥位法」[4]での訓練がよい場合もある．「完全側臥位」は円背の人でも姿勢を作りやすい．

症例紹介

症例は，2014年と2016年，当院に2度入院した90代後半の超高齢者のケースである．

1回目は，他院にて窒息後に重度の嚥下障害との診断を受け，1カ月半ほど経口摂取を行わないまま当院へ入院となった．入院時，低栄養，湿性嗄声，喀出力の減弱があった．しかしVE・VF所見では，少量の咽頭残留はあったものの誤嚥を認めなかった．嚥下機能自体はそれほど重度ではないと評価し，経口摂取で自宅退院することを目指して，氷片〜ゼリーを用いた直接訓練を早期に開始した．姿勢については本人の楽な姿勢（座位）を採用したが，一口量は残留を考慮して少なくするようにして，複数回嚥下を行うこととした．経過については，超高齢のため慎重に進めたが，約2カ月後に全量経口摂取（嚥下障害食）が可能となり自宅退院となった．

2年半後，この症例が嘔吐後の誤嚥性肺炎で近隣の病院へ入院し，CVポートを作成したのち，肺炎発症から1カ月以上経って禁食のまま再度当院へ入院することとなった．このとき100歳の誕生日も近づいており，認知機能，嚥下機能は前回退院時よりも低下していた．VE・VF所見では，嚥下反射惹起遅延，咽頭残留あり，液体では嚥下中誤嚥を認めた．とろみの効果は得られた．評価後，姿勢や一口量などは前回同様とし，早期から氷片の嚥下訓練を開始した．ST開始2週でゼリー主体の食事（2〜3品），4週でゼリー・ミキサー・ムースの食事（3〜4品）を経口摂取できるようになったが，覚醒や食思が浮動的であり，必要栄養の全量経口摂取は難しく，経口とCV併用で，当院入院6週間で自宅退院となった．

2回の入院ともに，禁食期間が1カ月以上あり，年齢のことを考えると，食べないことによる廃用の進行が気になるところであった．氷片等を用いて実際の嚥下運動を早期から開始したことは，経口摂取を実現することに繋がったと考える．また2回の入院ともに，ご家族が経口摂取を実現するために現状をしっかりと理解し，食事準備や介助などの安全な経口摂取に向けてのサポートを得られたことも，重要な要因であることも忘れてはな

らない．

誤嚥再発防止への取り組み

　新宿区では，在宅療養における摂食嚥下障害についての事業「新宿ごっくんプロジェクト」を通して，多職種連携の体制づくりや摂食嚥下機能支援に関する普及啓発を進めている．目的は，『区民が地域で，障害があっても安心して食事が摂れ，QOL（生活の質）の高い生活を送ることができる』ことである．このプロジェクトは，誤嚥性肺炎の再発防止にも役立っている．

　このプロジェクトでは，在宅療養をしている患者や家族が，摂食嚥下機能の低下に気づくことができるよう，また，在宅療養で摂食嚥下障害にかかわる多職種（かかりつけ医・訪問看護師・リハビリテーション科医・歯科医・栄養士・ケアマネジャー等）が，摂食嚥下機能の低下に気づき，適切な関係機関に繋ぐことができるよう，「摂食嚥下連携支援ツール」を作成している．多職種でかかわることによって，早い段階で問題ケースを拾いあげ，適切な対応をとることによって，より長く安全に食べ続けることができるようになる．また，退院したあとに嚥下機能が回復したような場合にも，活用できる．いつまでも退院した時の食事のままでなければいけないというわけではないので，このプロジェクトを通して専門の医師に診察してもらい，食事形態等を安全に変更する機会にもつなげることができる．（新宿区ホームページ「新宿ごっくん」　http://www.city.shinjuku.lg.jp/fukushi/kenko01_001089.html）

まとめ

　今回は，主に「まだ何とかなりそう」なケースについてまとめた．実際の臨床現場では，さらに厳しい状況で，経口で必要十分な栄養および水分を摂取することが困難となっているケースに遭遇することもある．目の前の患者の摂食嚥下能力がどのような状態にあるのか，見間違わないように，まずは適切な評価ができることが大切である．「経口摂取困難」となった際には，本人や家族がその後をどのように過ごしたいかについての考えをよく聞き，それをできるだけ叶える方向で，さまざまな調整を行うも大切である．

文献

1) 厚生労働省．人口動態統計月報年計（概数）の概況．http://www.mhlw.go.jp/
2) 三木　誠，他：特集　感染症－肺炎－　Topics1 疫学－肺炎の疫学が示す真実は？－死亡率からみえてくる呼吸器科医の現状と未来．日呼吸会誌 **2**：663-671, 2013.
3) 藤谷順子：特集　誤嚥性肺炎と栄養管理　オーバービュー－嚥下障害と誤嚥性肺炎．J Clin Rehabil **22**：846-852, 2013.
4) 福村直毅：重度嚥下障害患者に対する完全側臥位法による嚥下リハビリテーション：完全側臥位法の導入が回復期病棟退院時の嚥下機能とADLに及ぼす効果．総合リハ **40**：1335-1343, 2012.

特集　病態に基づく摂食嚥下訓練

胸部食道癌に伴う嚥下障害

飯野由恵[1], 藤田武郎[2], 大幸宏幸[3], 林隆一[4]　1)国立がん研究センター東病院骨軟部腫瘍・リハビリテーション科, 2)国立がん研究センター東病院食道外科, 3)国立がん研究センター中央病院食道外科, 4)国立がん研究センター東病院頭頸部外科

　食道癌の外科手術の標準術式は「右開胸開腹食道亜全摘，3領域郭清，胃管再建」であるが，近年では胸腔鏡や腹腔鏡を用いた鏡視下アプローチが普及しつつある．術式によらず，術後は呼吸機能低下や反回神経麻痺による嚥下障害，再建経路の屈曲や排泄遅延などの通過障害による嚥下障害を呈することがある．
　進行食道癌では腫瘍による内腔の狭窄を生じ低栄養を招く原因となる．また食道癌患者は高齢者の頻度が他癌より高い．よって，術前から嚥下機能の維持を促し，また食形態の調整や補助栄養剤を使用し，栄養状態の改善を図ることが重要である．術後に嚥下障害を呈した患者へ介入する場合は，頭部挙上訓練やプッシング・プリング訓練，息こらえ嚥下などを実施する．直接訓練では，頸部屈曲位嚥下が梨状窩残留の軽減に有効とされる．その他，頸部回旋嚥下などの姿勢代償の検討や，必要に応じて嚥下内視鏡検査（videoendoscopic examination of swallowing：以下，VE）や嚥下造影検査（videofluoroscopic examination of swallowing：以下，VF）による精査が必要となる．術後は身体面・栄養面ともに回復に時間を要し，免疫能も低下するため，退院後も摂取量や体重などを観察するとともに，早期に誤嚥兆候に気付き重症化する前に対処できるよう，患者・家族に注意喚起を促すことが重要である．

Key words ▶ 食道癌手術，術後嚥下障害，嚥下リハビリテーション，多職種連携

はじめに

　わが国における食道癌の現況は，国立がん研究センターの「がん統計」[1]によると，罹患率は人口10万人比で男性30.0人，女性5.2人（2012年）と報告されている．男性に多く，60～70歳代に好発する．占拠部位は胸部中部食道が51.6％と最も多く，組織型は扁平上皮癌が約92.9％と圧倒的に多く[2]，危険因子は飲酒，喫煙といわれている．

　近年，早期発見，頸胸腹部のリンパ節郭清の系統化および集学的治療の発達により，長期生存例が増加する傾向にあるが，治療を受ける患者の中には高齢者や術前からの低栄養，喫煙既往による低肺機能などを抱えている場合もあり，術前から術後，退院後を含めた包括的管理が重要となる．食道切除術には，頸部食道切除，胸部食道亜全摘，下部食道切除とあるが，本稿では胸部食道亜全摘術後における嚥下障害の機序と嚥下障害に対するリハビリテーション（以下，リハ）について概説する．

食道癌の手術と嚥下障害

食道癌の治療法は，切除可能症例では手術が標準治療であるが，その他にも放射線治療や化学放射線治療といった非外科治療が第一選択となる．外科手術の標準術式は「右開胸開腹食道亜全摘，3領域郭清，胃管再建」であるが，近年では胸腔鏡や腹腔鏡を用いた鏡視下アプローチが普及しつつある．しかし，術式によらず，術後は呼吸機能低下や反回神経麻痺による嚥下障害，再建経路の屈曲や排泄遅延などの通過障害による嚥下障害があり，言語聴覚士（以下，ST）や摂食嚥下障害看護認定看護師の介入が必要となる．また，高齢化に伴い，高齢者でも手術を受けることがあるため，手術侵襲だけでなく，加齢による身体生理機能や嚥下機能低下による影響にも考慮する必要がある．

術後嚥下障害の病態としては，① 気管，喉頭周囲の瘢痕に伴う喉頭挙上障害，② 反回神経麻痺による声門閉鎖不全および嚥下圧の低下，③ 気管血流減少による咳嗽反射の低下，喀出力の低下，④ 再建経路の屈曲による通過障害や逆流，が挙げられる．以下にそれぞれの病態について説明する．

1. 気管，喉頭周囲の瘢痕に伴う喉頭挙上障害

手術の際，左側の前頸筋（胸骨舌骨筋・胸骨甲状筋）や食道周囲の剥離により瘢痕が形成され，喉頭挙上が制限される．それにより喉頭挙上障害や食道入口部開大不全，嚥下反射惹起遅延をもたらすことで，咽頭クリアランスの低下や喉頭侵入・誤嚥を呈する．

2. 反回神経麻痺による声門閉鎖不全および嚥下圧の低下

郭清操作で反回神経リンパ節を全周性に剥離することが必要となるため，反回神経麻痺を生じることがある．反回神経麻痺を呈すると，声門閉鎖不全による気道防御低下のみならず，呼気気道内圧の低下による嚥下圧の減弱も併発する．

3. 気管血流減少による咳嗽反射の低下，喀出力の低下

右気管支動脈の切離や食道・気管周囲のリンパ節郭清，迷走神経肺枝の切断による影響から気管への血流が減少し，咳嗽反射の低下，痰喀出力の低下，繊毛運動の低下をきたすとされる．これらの要因から誤嚥を生じ，肺合併症発生につながると考えられる．

4. 再建経路の屈曲による通過障害や逆流

再建経路には，胸骨後経路，後縦隔経路，胸壁前経路の3種類があり，再建経路が嚥下機能に影響を与えることにも考慮する必要がある．後縦隔経路は生理的な経路であり，頸部食道の屈曲がないため通過障害が少ないが，胸腔内圧の影響を受けやすく，胃管内容物の逆流が生じやすい．胸骨後経路は頸部で屈曲するため，食事の通過障害につながることがある．また，胸骨後経路による再建は頸部食道の位置変更による屈曲のため，後縦隔経路と比較し反回神経麻痺を伴った場合は誤嚥をしやすくなる[3]．胸壁前経路は頸部での屈曲が強いため，特に食事の通過障害につながりやすく，また審美的にも問題があるとされている．どの経路も，吻合部は食道内腔に比し細く伸縮ができないため，つかえ感を呈する可能性がある．

嚥下リハビリテーション

食道癌における嚥下障害は，術前・術後・退院後と時期に応じた対応が必要となる．当院では，外科医のほか，歯科医・看護師・理学療法士・言語聴覚士・管理栄養士・薬剤師などの多職種による周術期管理チーム（East Surgical Support Team: ESST）[4]があり，術前から各種専門外来で対応を行っている．退院後には，退院後5〜7

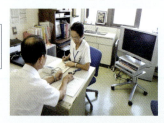

図1 介入の流れ

日目に生活状況を含めた看護師による電話での確認，術後1～2カ月程度の患者を対象とした患者教室を開催し，術前から退院後まで包括的な患者管理を行っている．当院における介入方法を図1に示す．

1. 術前

進行食道癌では腫瘍により内腔の狭窄を生じ低栄養を招く可能性があり，また進行癌でなくても，食道癌患者は高齢である場合が他癌より多く，術前からリハの介入が必要である．術前から嚥下機能の維持を促し，また食形態の調整や補助栄養剤を使用し，栄養状態の改善を図ることが重要である．しかし，狭窄が強く，改善が乏しい場合は，経腸栄養もしくは経静脈栄養管理の適応となるため，病院へ連絡すべき事態であることを患者・家族に説明し，医師へ報告する．

当院では術前にESSTの看護師が呼吸練習，息こらえ嚥下などについて，パンフレット（図2,3）を用いて指導を行っている．高齢者や脳卒中・頭頸部癌治療後などの既往歴がある場合は，術前よりSTが介入し，術後のオリエンテーションも兼ねて評価・指導を行い，医師へ状態を報告する．

2. 術後

術後の嚥下障害の要因である①～③の問題点に対する間接訓練について述べる．「① 喉頭挙上障害」に対して頭部挙上訓練や裏声発声，メンデルゾーン手技などを行う．「② 反回神経麻痺」による声門閉鎖不全に対しては，プッシング・プリング訓練や息こらえ嚥下などを実施する．反回神経麻痺を生じた場合，声門閉鎖不全から咳嗽効率が低下し誤嚥物の喀出が不良となるため，排痰練習も重要である．特に術後両側反回神経麻痺により気管カニューレが留置されている場合は，喉頭挙上障害，喉頭閉鎖減弱，喉頭の知覚低下を呈しやすいことを念頭に置いてかかわる必要がある．「③ 気管血流減少」に対しては，呼吸練習や排

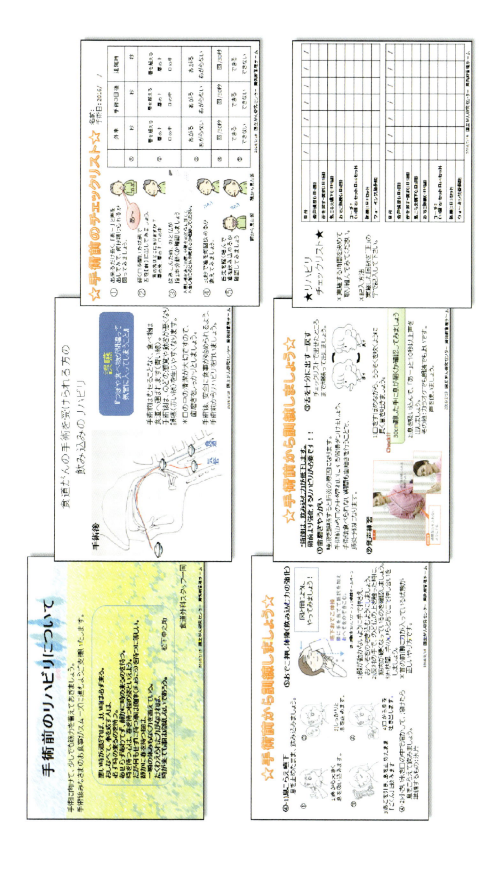

図2 術前パンフレット
周術期外来で看護師による指導が行われる．

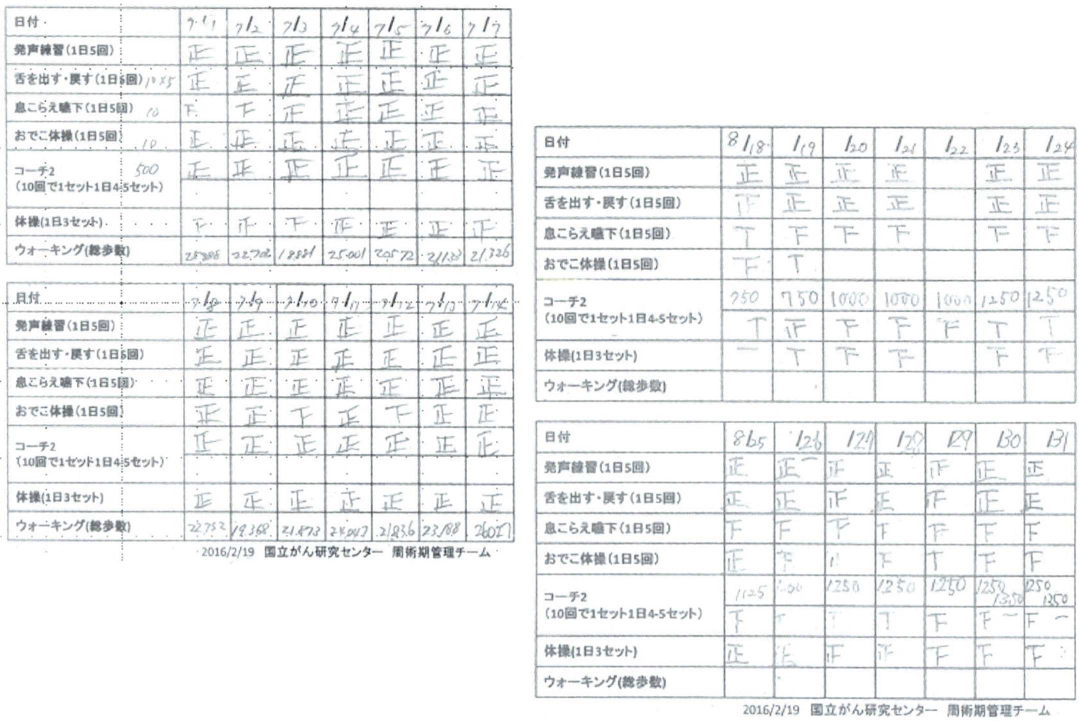

図3　術前パンフレットの実際の使用例

痰・咳嗽練習が重要となるため，理学療法士から呼吸機能に関する情報収集を行う．

　直接訓練では，胸部食道癌術後の嚥下障害に対し，頸部屈曲位嚥下が梨状窩残留の軽減に有効との報告[5,6]があり，当院で最も用いている方法である．しかし，不顕性誤嚥を呈する場合もあるため，必要に応じて VE や VF を行い，声帯麻痺の有無や唾液貯留量，咽頭残留などを評価する．頸部屈曲位嚥下以外にもリクライニング位や頸部回旋嚥下なども試し，最も安全な姿勢を検討する．「④ 再建経路の屈曲による通過障害や逆流」に対しては，吻合部の屈曲や胃の蠕動運動欠如による食物の停滞や逆流が生じやすくなるため，食後1時間は座位で過ごすよう指導する．さらに，仰臥位で過ごすことで逆流を生じることがあり，消化液による化学性肺炎を招かないよう，寝るときはベッドアップで過ごすことも説明を行う．狭窄症状が重度となる場合は，食道拡張術が必要な場合があるため，患者へ説明を行い，その際の食形態や栄養摂取方法の工夫についても指導を行う．

　リハを行う上での留意点として，頭部挙上訓練は吻合部に緊張をかける可能性があるため，当院では術後7日目以降に行うこととしている．また，前頸部の発赤や腫脹，疼痛などを呈している場合は，再建臓器の縫合不全を呈している可能性が考えられるため，医師に報告し，間接訓練・直接訓練ともに医師の許可を得てから再開する．直接訓練開始後は，不顕性誤嚥を念頭に入れ，発熱や採血結果などを確認しながら食上げを検討する．また，低血糖，めまい，吐き気などを催すダンピング症状や胃酸逆流にも注意が必要であり，食事指導（十分な咀嚼や時間をかけて摂取するなど）や食後の過ごし方（座位やリクライニング位で過ごす）を患者へ説明する．

　当院では，術後の介入方法として，全例に術後パンフレット（図4）を提供している．嚥下障害がなく，直接訓練を介する際には，図4の右側を看護師から説明し，経口摂取を開始する．STは，

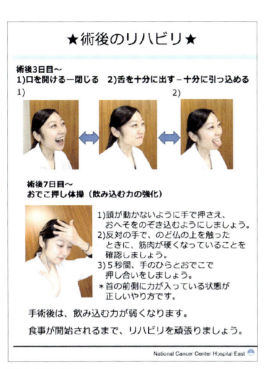
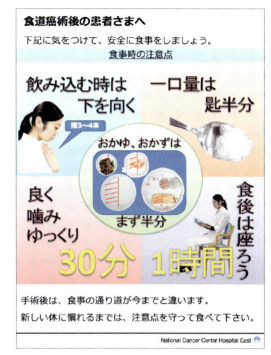

図4 術後パンフレット

図5 退院後の練習状況の確認シート
※内容は患者の状況により異なる．

(1) 術前から介入している患者は術後4日目以降，(2) 術後吻合部確認時に誤嚥を呈した患者に介入を行うシステムとなっている（図1）．

3. 退院後

退院時には栄養状態は術前の状態まで回復しておらず，食欲不振や胃酸分泌低下などにより体重が減少しやすく，胃管再建では術前と同程度の食物貯留の役割を果たせなくなるため，1回の食事摂取量が減少するため栄養状態が低下しやすい．術後1年で10％以上体重減少をきたした症例は予後が不良であるとの報告[7]もされているため，分割食の指導を行う．間食する習慣がない患者も多いため，入院中から間食の必要性を伝え，補助栄養などの導入や摂取量を維持できるような方法を提案していく．経口摂取量（食事・水分）や体重はQOLの低下のみならず，予後に関与する重要な因子となるため，退院後は嚥下機能とともに経口摂取量や体重を記録してもらうことも重要である．また，免疫能が低下しているため，いったん誤嚥性肺炎を生じると重症化することもあり，それにより身体生理機能や嚥下機能の低下を引き起こす可能性もある．退院後も経口摂取量や体重などで栄養状態を観察するとともに，早期に誤嚥兆候や狭窄症状を把握し，重症化する前に対処できるよう，むせの有無や痰の増加，発熱，つかえ感などについて留意するよう説明を患者・家族に行い，症状の出現や増悪時には病院へ連絡するよう注意喚起を促すことが重要である．

嚥下障害が残存した場合は，退院後も図5のような自主練習の表を渡し，定期的な介入を行いサポートする．

4. 症例紹介

症例：75歳男性
診断：胸部下部食道癌 cT3N1M0 StageIIIA
主訴：つかえ感
経過：X年3月に入院，入院2日目に手術を予定していたが，肺炎にて延期となった．肺炎が完治した入院7日目に右開胸食道亜全摘，腹腔鏡補助下胃管再建，3領域郭清を施行された．術後6日目に吻合部のリークチェックを行ったところ，縫合不全はないものの誤嚥が認められたため，ST介入となった．

〈初回評価〉

術後左反回神経麻痺を発症し，最長発声持続時間（MPT）1.6秒，高度の気息性嗄声を呈していた（G3R2B3A0S1）．嚥下機能は自己喀痰可能であったが，唾液処理不良にて湿性嗄声を認め，唾液の咽頭クリアランスの不良さが疑われた．口腔器官の動きは問題を認めなかった．RSST5回/30秒，MWSTでは評点5であったが，水飲みテストはむせ著明，Food testでは評点5点であったが，喀出を促したところゼリー片の喀出を認めた．ゼリーの咽頭残留や喉頭侵入が考えられ，また咽頭残留感がないことから，咽頭感覚の低下も呈していた．咽頭感覚の低下が認められた．栄養は経鼻腸管栄養を使用し，体重は66.7kgであった．

〈介入内容〉

間接訓練：頸部ストレッチ，咳嗽・排痰練習，発声訓練（Pushing），舌抵抗運動，頭部挙上訓練を実施．自主練習シートを用いての自主練習も開始した．

直接訓練：嚥下時の姿勢は頸部屈曲位とし，随意的な咳嗽，摂取後の喀出を用いて，エンゲリードより開始．

〈経過〉（図6）

段階的に食上げを行い，肺炎を呈することなく，全粥軟菜食ととろみの使用で術後16日目に退院となり，外来リハへ移行した．外来では，液体摂取の可否の評価や自主練習の確認，摂取状況や体重，誤嚥兆候，つかえ感などについての情報収集を主科の外来日に合わせて行った．退院時（術後16日目）の体重は65.2kgであったが，初回外来時（術後1カ月）には60kgと体重が5キロ減少していた．食欲不振があり，またとろみをつけて

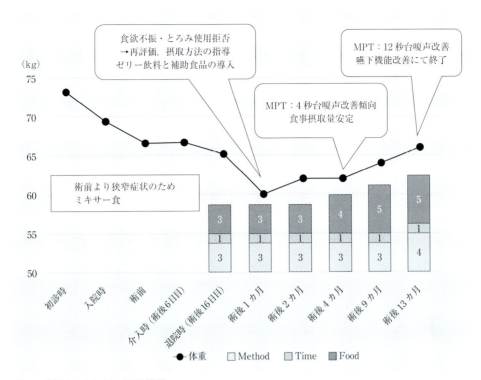

図6 体重とMTFスコアの推移

の水分摂取に対する拒否が強かった．それに対して，MWSTや水飲みテストにて，一口量の調整によりむせなく摂取可能であったため，一口量の調整と嚥下後咳払いを指導した．また，ゼリー飲料や補助栄養についての指導を行った．術後4カ月目に，MPTが4秒台となり，気息性嗄声に改善が見られ（G2R1B2A0S0），術後13カ月目には，MPTは12秒台となり，嗄声も（G1R0B1A0S0）改善した．患者個人の意識（摂取方法の注意や自主練習の継続）や家族の協力が得られたことも回復の要因につながったと思われる．

5．おわりに

胸部食道癌手術における嚥下障害の機序とリハについて概説した．術後嚥下障害の要因としては，喉頭挙上障害や反回神経麻痺，気管血流低下，再建による通過障害とされるが，これらの病態を理解したうえで，評価やリハを行う必要がある．食道癌患者は，嚥下障害の有無にかかわらず，栄養管理が重要となるため，術前から退院後まで包括的なかかわりが望ましい．特に，嚥下障害を呈した患者の場合には，食形態や水分摂取方法に制限を伴う場合もあるため，退院後も継続的な指導介入が必要である．

●文献

1) http://ganjoho.jp/reg_stat/statistics/stat/summary.html
2) Ozawa S, et al：Comprehensive registry of esophageal cancer in Japan, 2002. Esophagus **7**：7-22, 2010.
3) 溝渕俊二：胸部食道全摘術後．栄養評価と治療 **23**：26-29, 2006.
4) 大幸宏幸，他：ERASプロトコルをもとにしたクリニカルパス．手術 **69**：931-938, 2015.
5) 亀之園佑太，他：胸部食道癌術後患者に対する頸部屈曲位嚥下の咽頭残留に及ぼす効果．嚥下医学 **5**：84-91, 2016.
6) Kumai Y, et al：Videofluoroscopic evaluation of pharyngeal swallowing dysfunction after esophagectomy with three-field lymph node dissection. Eur Arch Otorhinolaryngol **274**：321-326, 2017
7) D'Journo XB, et al: Prognostic impact of weight loss in 1-year survivors after transthoracic esophagectomy for cancer. Dis Esophagus **25**：527-534, 2012.

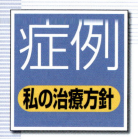

●このシリーズの趣旨

　嚥下障害をきたす疾患や病態は多岐にわたり，その対応においては音声言語機能障害など随伴する症状や日常生活動作の程度，また患者を取り巻く生活環境をも考慮する必要がある．

　一方で嚥下障害の病態の理解や検査も診療科あるいは施設ごとに異なり，さらにEBMの観点からは嚥下障害に対する訓練や手術を含めた治療法も十分なコンセンサスを得られているとはいえないのが現状である．このような背景から本シリーズでは症例を提示し，複数の領域の専門科にそれぞれの立場から治療方針をできるだけ簡明に解説していただく．

series 13

嚥下障害が遷延するVZV（水痘帯状疱疹ウイルス）多発脳神経障害の男性例

症例提示

山脇正永（京都府立医科大学総合医療・医学教育学）

（症例）66歳　男性

（主訴）発熱，咽頭痛，嚥下困難

（既往歴）入院25日前　前立腺癌にて前立腺全摘術

（家族歴）特記なし

（現病歴）7日前に発熱，咽頭痛，嚥下困難感（固形物）が出現した．5日前に耳痛が出現し，3日前に当院耳鼻咽喉科を受診し帯状疱疹と診断され，バルトレックス®3000 mg/日を処方された．入院当日朝から嚥下不能となり当院内科受診しVZV（水痘帯状疱疹ウイルス）による多発脳神経障害を疑い入院となった．

（身体所見）発熱なし，バイタルサインに異常はなかった．眼瞼結膜に貧血なし，眼球結膜に黄疸なし．右耳介〜上顎部に疱疹および痂皮形成を伴う発赤あり．耳介部〜耳の疼痛・搔痒なし．頸部リンパ節腫脹なし，甲状腺腫大なし，頸部の腫瘤を認めない．胸部腹部に特記所見なし．四肢脊柱に特記所見なし．

　神経学的所見　意識清明，見当識正常．瞳孔左右同大，対光反射両側迅速．眼球運動障害なし，眼振なし，複視なし．右三叉神経第2枝領域の皮疹はあるが，三叉神経領域の感覚障害はない．右顔面しわ寄せ不能，右睫毛兆候陽性，眼輪筋・口輪筋の筋力低下あり，右口角低下あり．聴覚の低下は自覚しない．嗄声あり，開鼻声あり，構音障害なし．嚥下障害あり（後述）．右軟口蓋挙上不良，カーテン徴候陽性．舌線維束性攣縮なし，舌挺出良好，舌偏倚なし．

　運動系では上肢Barre徴候陰性，上下肢に明らかな筋力低下なし．協調運動障害なし．腱反射は左右差なく，正常，病的反射を認めない．項部硬直なし，Jolt accentuation陰性．感覚障害なし．

　嚥下機能検査　唾液の飲み込み不能．1 mL水のみテスト（WST）では正面向き嚥下で嚥下運動開始遅延はあるがむせこみなくなんとか嚥下可能．

頸部聴診では右側頸部で水泡音あり．1 mL WST 右向き嚥下ではクリアランスは改善していた．1 mL以上の量の水分は嚥下不能であった．

（検査所見）尿検査，血算，血液生化学検査では，CRPの軽度上昇（0.8 mg/dL）以外特記すべき項目なし．血中VZV IgM抗体の上昇を認める．

嚥下内視鏡　右声帯麻痺，両側梨状窩に唾液貯留著明．

顔面神経麻痺スコア（柳原法）　10点/40点

（入院後経過）入院第1病日よりプレドニゾロン60 mg/日（初期量，以後漸減），アシクロビル1500 mg/日（点滴静注，7日）を開始した．第2病日より摂食嚥下リハビリテーション（姿勢調整，音声訓練，口腔顔面の運動，直接訓練）を開始した．第7病日より経鼻経管栄養を開始した．第15病日には耳介の皮疹は瘢痕化し，顔面神経麻痺も改善（スコア22点）し，軟口蓋挙上もやや改善した．VE所見では梨状窩の唾液貯留の改善を認めたが，声帯麻痺は変化がなかった．第30病日には顔面神経障害はほぼ回復（34/40点）したが，水分は1〜2 mLのみ摂取可能で，嚥下運動惹起遅延を認める．第30病日に施行した嚥下造影検査を提示する（動画）．

施行した嚥下造影では，嚥下運動惹起遅延あり，鼻咽腔閉鎖不全あり，咽頭収縮・喉頭挙上が不良．舌根，喉頭蓋谷，梨状窩の残留あり．水分1 mLで嚥下後誤嚥あり．咽頭感覚の低下あり．ゼリー（スプーン1/3）で梨状窩残留著明．正面像では水1 mLで両側梨状窩の残留著明で，食道入口部開大不全あり．

1. 現時点での本例の嚥下障害への対応は？
2. 本例の嚥下障害の長期予後とその対応は？

私の治療方針 ◎神経内科医の立場から

谷口　洋（東京慈恵会医科大学附属柏病院神経内科）

本例は水痘帯状疱疹ウイルス（VZV）による顔面神経麻痺，迷走神経麻痺から嚥下障害を呈している．後発した顔面神経麻痺は改善したが，先行した迷走神経麻痺は重度であり嚥下障害が1カ月以上遷延している．

VZVによる末梢神経障害（脳神経障害）では皮疹（発疹）と疼痛の存在が診断の際に重要である．本例では水泡を伴った皮疹を耳介中心に認めたが，図のように外耳孔の周囲は顔面神経と迷走神経が，耳介の後方は迷走神経が支配している[1]．三叉神

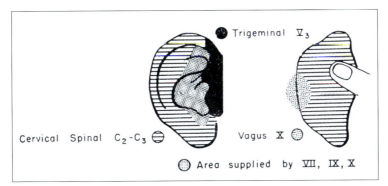

図　耳介の感覚神経支配
耳介とその近傍には三叉神経，顔面神経，舌咽神経，迷走神経，およびC2-3が分布しており，複雑な感覚神経支配となっている．

（McGovern FH, 1952. [1]より引用）

経第2枝の領域にも皮疹が存在したとのことだが，三叉神経も障害されたのか，上述の顔面神経と迷走神経の支配領域が広い症例だったのか知りたいところである．耳痛や咽頭痛は非特異的な所見であるが，腫瘍性や特発性の迷走神経麻痺ではこれらの疼痛の頻度が低く，疼痛の存在はVZVの関与をより疑わせる[2]．

確定診断はVZVの再活性化を免疫学的に証明することによる．一般的にはペア血清による血清IgG抗体価の変動，髄液IgG抗体価の上昇，髄液VZV DNAのPCR陽性で判定することが多い．本例ではこれらの検査結果は不明だが，痛み，皮疹，顔面神経麻痺，迷走神経麻痺の症状がそろっており，しかもこれらが全て同側に存在することから診断には迷わない．

1. 現時点での本例の嚥下障害への対応

VZVのよる迷走神経麻痺では治療の遅れが予後不良因子とされており，早期診断，早期治療が重要である．本例では発症から5日目にバラシクロビルが開始されている．そして，症状が進行した8日目からアシクロビル静注とステロイド投与がされており，早期から適切な治療がされている．発症から約1カ月の時点で，先行した迷走神経麻痺は残存するが，後発した顔面神経麻痺は改善しており，内科的治療の追加は不要と思われる．ただし，神経節で再活性化したVZVが逆行して中枢神経に至り，脳幹脳炎を呈したときは，より長期間のアシクロビルやステロイドの治療を要する．脳幹病変を示唆する他の神経徴候はないようだが，頭部MRIを念のために施行すべきである．

特殊な例を除くと，この病期は内科的治療への期待は薄く，一般的に嚥下リハビリテーションが治療の主体となる．間接訓練としては声帯麻痺にブローイング訓練やプッシング訓練がすすめられる．喉頭挙上不良には舌骨上筋群の筋力強化訓練として頭部挙上訓練や嚥下おでこ体操を行う．また，舌骨上筋群の筋力強化だけでなく排痰のためにも，呼気筋訓練が良い適応となる．

直接訓練ではまず体位調節を検討する．提示されたVF所見では食道入口部の通過に左右差がわかりにくいが，VZVの迷走神経麻痺は通常，片側性であり頸部回旋が有効である．一般的には迷走神経の麻痺側の食道入口部で開大不全が強いので，右側への嚥下前横向き嚥下で左側の食道入口部の食塊通過を目指す．ただし，30度のリクライニング位では右側への嚥下前横向き嚥下をすると，むしろ食塊が右梨状窩に送り込まれやすくなることがある．そのようなときは食塊の送り込み側をコントロールするために左下一側嚥下（左側臥位＋右側への頸部回旋）を導入する．

食形態はVFで確認して選択することになるが，スライス型ゼラチンゼリーの丸飲み訓練が良い適応と思われる．ゼラチンゼリーは付着性が低いので咽頭に残留しにくい．また，液体に比べて凝集性が高いので，体位調整（頸部回旋や一側嚥下）による食塊の送り込み側をコントロールしやすい利点もある．認知障害があると丸飲みの指示に従えず，咀嚼して砕けたゼリーが危険なことがあるが，本例は意識障害や認知障害がないのでスライス型ゼリーの丸飲み訓練が期待できる．

上述の対応でも経口摂取が難しいときはバルーン拡張訓練を検討する．食道入口部の開大が悪いのは喉頭挙上や咽頭収縮が不良なためと推察されるが，食道入口部の抵抗をより低下させることは，入口部の通過の改善につながり得る．

2. 本例の嚥下障害の長期予後とその対応

VZVによる迷走神経麻痺は予後が比較的良いとされている．自験例のVZVによる迷走神経麻痺6例のうち5例は1カ月以内に補助栄養がいらないレベルに改善している（表）．予後不良因子としては高齢発症や治療の遅れが知られており，筆者の経験でも転帰不良例は79歳で治療開始まで1カ月を要していた．本例は66歳とやや高齢であるが，早期に治療が開始されており，今後の

表　VZVによる迷走神経麻痺の自験例

case	年齢	性別	他の脳神経障害	治療	発症〜治療の期間（日）	入院時FILS	転帰時FILS	入院の期間（日）	転帰
1	60	F	なし	A	12	4	9	20	自宅退院
2	66	F	なし	A	14	4	9	21	自宅退院
3	44	M	VII, VIII, XI	A・S	12	4	8	30	自宅退院
4	67	M	XI	A・S	35	7	8	29	自宅退院
5	79	F	VII	A・S	32	2	5→2	67	MDSで死亡
6	71	F	なし	A・S	15	4	8	25	自宅退院

6例中5例は経口摂取が可能となり、1カ月以内に自宅退院できた．転帰不良はCase5の1例のみであった．治療をしてもFILS 5までしか改善せず、基礎疾患にMDSがあることから感染症を繰り返して死亡した．
A：アシクロビル　S：副腎皮質ステロイド　FILS：Food Intake LEVEL Scale　MDS：骨髄異形成症候群

改善が十分期待できる．

　代替栄養に関しては改善が期待されるので、胃瘻作成はためらわれる．しばらく経鼻経管栄養で経過を見たいが、経鼻胃管の存在は嚥下訓練の妨げになる．本例は認知障害がなく、上肢の麻痺もないので間歇的口腔食道経管栄養法（intermittent oro esophageal feeding：IOE）が良い適応と思われる．ただし、迷走神経麻痺から食道の蠕動運動が低下している可能性があり、IOEの導入の際には透視下で確認をすべきである．

　VZVによる迷走神経麻痺に嚥下機能改善手術を施行したことはなく、その時期や術式についてはコメントしがたい．自験例では常食を摂取できるようになったが、嗄声に対して披裂軟骨内転術を施行した1例があるのみである．

● 文献

1) McGovern FH and Fitz-Hugh GS：Herpes zoster of the cephalic extremity. AMA Arch Otolaryngol 55：307-320, 1952.
2) 谷口　洋，他：耳痛で発症し臨床経過からzoster sine herpeteが疑われた舌咽迷走神経麻痺の1例．耳鼻と臨 52：S71-S76, 2006.

私の治療方針 ◎耳鼻咽喉科医の立場から

二藤隆春（東京大学医学部耳鼻咽喉科・頭頸部外科）

　本症例は、発熱、咽頭痛、嚥下困難感で発症後、耳痛と右耳介〜上顎部の帯状疱疹が出現し、1週間後には嚥下不能のため緊急入院となっている．入院時には軽度の顔面神経麻痺を認め、喉頭内視鏡検査では右声帯麻痺と咽頭の唾液貯留が確認されている．

　1907年にJames Ramsay Huntが頭頸部の帯状疱疹、顔面神経麻痺、難聴・耳鳴・めまいなど第VIII脳神経障害を呈する疾患群を報告したことから[1]，以来その三主徴のみられる疾患はRamsay Hunt症候群と呼ばれている．小児期に感染した帯状疱疹ウイルス（varicella-zoster virus：VZV）が膝神経節や舌咽・迷走神経節に潜伏し、免疫不全状態で再活性化することが原因とされているが、近年では神経吻合を介した伝搬、閉塞性血管炎、免疫介在などさまざまな機序の可能性も指摘されている[2]．Ramsay Hunt症候群には他の脳神経麻痺が合併する場合が多く、村上らは同症候群325例中8例（2.5%）に舌咽・迷走神経麻痺が見られたと報告している[3]．

1. 現時点（第30病日）での対応

1）薬物治療

本症例では、発症5日目よりバラシクロビルが

表 本症例で検討すべき摂食嚥下リハビリテーション

	訓練法	目的
間接訓練	前舌保持訓練	咽頭収縮力の向上
	メンデルゾン手技 頭部挙上訓練 (シャキア法, 頸部等尺性収縮手技／嚥下おでこ体操) 開口訓練	喉頭挙上量の増大 食道入口部開大量の増大
	バルーン訓練	食道入口部開大量の増大
	pushing法	声門閉鎖・音声障害の改善
	チューブ嚥下訓練	嚥下反射惹起性の改善
直接訓練	頸部回旋	非回旋側への食塊誘導 非回旋側の梨状陥凹拡大・食道入口部圧低下
	顎引き嚥下	喉頭挙上量不足の補填 嚥下反射惹起遅延の補填
	体幹角度調整	嚥下反射惹起遅延や咽頭残留による誤嚥の防止
	一側嚥下	健側への食塊誘導
	嚥下の意識化, 反復嚥下	咽頭残留量の減少
	食品の物性・量の調整 (適切なとろみの調整, スライスゼリー)	嚥下反射惹起遅延や咽頭残留による誤嚥の防止 食道入口部通過の容易化

処方され、同8日目の入院日より、プレドニゾロン、アシクロビルが処方されるなど、ウイルスおよび神経障害に対する治療はすでに行われ、現時点ではビタミンB12製剤の投与などを除いて行うことはない.

2) 神経障害に対するリハビリテーション

入院日より、摂食嚥下リハビリテーションとして、姿勢調整や直接訓練、音声訓練、口腔顔面の運動などが開始されている。まだ発症後40日に満たず、今後さらに改善していく可能性が高いため、リハビリテーションを継続していく。検討すべき訓練法を表に示す。まだ少量の水で誤嚥しそうな状態であり、まずは咽頭や喉頭の運動量向上を目指した間接訓練を重点的に行う。バルーン訓練など多少負担を要する訓練はもう少し経過を見てから検討する。声門閉鎖不全に対するpushing法は、過緊張発声が生じうるので過度に行わない。声帯運動障害があっても声門閉鎖が良好ならば、vocal function exerciseを行う。定期的に嚥下内視鏡検査や嚥下造影検査で機能評価を行い、直接訓練で用いる食物の物性や量を調節していく。座位で頸部回旋や顎引き嚥下を用いても誤嚥するならば、リクライニングや一側嚥下も試みる.

顔面神経麻痺には、病的共同運動予防のため顔面筋のストレッチ、角膜保護のための点眼などを行うが、すでにほぼ回復しており終了でよい.

3) 全身管理

重度嚥下障害の患者では、気道管理と栄養管理も重要である。本症例は嚥下性肺炎や窒息が生じるほど嚥下障害は重度でなく、気管切開は不要である。高齢者ではなく、基礎疾患もほとんどないので必須ではないが、痰や誤嚥物の喀出のため、呼吸トレーニングを行っても良い。栄養管理として、現時点では経鼻胃管の使用継続が必要である。嚥下訓練の妨げとならないよう、8-10Fr程度のチューブを用いる。われわれの施設ではほとんど

経験がないが，間欠的口腔食道経管栄養法を取り入れてもよい．リハビリテーションの補助にもなる．予後は良好と考えられ，数カ月以内の嚥下機能改善が期待できるので，胃瘻造設は行わない．

2．嚥下障害の長期予後とその対応

　VZVによる脳神経障害の予後は，治療開始時期と年齢の影響を受けるとされている．Murakamiらは，Ramsay Hunt症候群の完全改善率はアシクロビルとプレドニンの投与を3日以内に開始すれば75％，4～6日では50％，7日以降では33％であり，早期に治療を開始したほうが予後良好であると報告している[4]．本症例は発症5日目に耳鼻咽喉科外来でバルトレックスが処方され，8日目にアシクロビル，プレドニゾロンの点滴が開始となっており，やや治療開始が遅れている．症状の出現パターンによっては受診と診断が遅れてしまう点が問題となる．帯状疱疹を伴わない症例（zoster sine herpete）では見過ごされていることも考えられる．

　嚥下障害の予後は比較的良好であり，菊池らによる文献的検討では29例中1例で胃瘻造設したのみで，ほとんどが経口摂取可能となったとしている[5]．完全な機能回復が得られていない症例も散見されるが，実際に喉頭挙上術や輪状咽頭筋切断術などの嚥下機能改善手術が必要となることはほとんどない．高齢者において必ずしも予後不良とはいえないようだが，肺炎で死亡した74歳の症例報告もあり[6]，予備能力の低下した高齢者では注意深い全身管理が必要であろう．

　カーテン兆候の回復と比較して，声帯麻痺が残存する症例が多いとされている[5]．声帯の開大筋と閉鎖筋の両者を含む反回神経の麻痺では神経伝達が回復しても，過誤支配により声帯運動が改善しない場合もある．それでも甲状披裂筋の筋量と緊張は比較的維持され，声帯も正中に近い位置となる場合が多いため，音声機能も実用範囲内となる．声門閉鎖不全がリハビリテーションや日常生活に支障となる場合は，発症早期ならコラーゲンや自家脂肪などを用いた声帯内注入術のような低侵襲な外科的治療法を行う．発症後1年程度まで経過観察しても改善しなければ，披裂軟骨内転術などの喉頭枠組み手術を検討する．

●文献

1) Hunt JR : On herpetic inflammation of the geniculate ganglion : A new syndrome and its complications. J Nerv Ment Dis **34** : 73-96, 1907.
2) 瀬川文徳：水痘-帯状疱疹ウイルスと脳神経障害．神経内科 **66**：437-445, 2007.
3) 村上信五，他：Ramsay hunt症候群の臨床像と予後に関する検討．日耳鼻 **99**：1772-1779, 1996.
4) Murakami S, et al : Treatment of Ramsay Hunt syndrome with acyclovir-prednisone : significance of early diagnosis and treatment. Ann Nerurol **41** : 353-357, 1997.
5) 菊池良和，他：VZVの関与が疑われた声帯麻痺を伴わない迷走神経咽頭枝麻痺の一例．嚥下医学 **4**：232-240, 2015.
6) 荻野　敏，他：多発性脳神経障害を呈したHunt症候群の一例．耳鼻臨床 **80**：585-590, 1987.

実際に行った治療と経過

山脇正永（京都府立医科大学大学院総合医療・医学教育学）

1. その後の臨床経過

本例は典型的なRamsay Hunt症候群（RHS）と診断し，アシクロビルとステロイド加療を開始し，約1カ月後に顔面神経麻痺は改善したものの嚥下障害がほとんど改善していない（FILS 2レベル）症例である．顔面神経麻痺の症状が改善する一方で，嚥下障害が遷延する場合には，他の合併症が存在していないか再度検討する必要がある．水痘帯状疱疹ウイルス（varicella zoster virus：VZV）によるRHSの鑑別としては，VZVに伴う脳血管障害，VZV脳炎，悪性腫瘍の合併（悪性腫瘍によるVZV再活性化）などを考える必要がある．本例では上記疾患について再度精査を行ったがいずれも否定的であり，VZVによるIX, X脳神経障害の遷延と診断した．

第30病日に施行した嚥下造影検査では右側で鼻咽腔閉鎖不全，上咽頭収縮低下あり，喉頭挙上が不十分であった．食道入口部右側の弛緩あり，左側は開大不全も認めた．舌根部は軽度萎縮を疑った．また喉頭流入および誤嚥を認めたが，咳反射は認めなかった．

発症31日目に胃ろう造設を行い，姿勢調節，音声訓練，口腔・顔面運動等の間接訓練を継続した．その後，第50病日には唾液が飲み込めるようになってきたが，鼻逆流を認めた．第60病日には，水分，ネクター，など数cc，固形物を少量（数センチのそばを4～5本）を嚥下できるようになった．

第70病日ごろには食事を10％程度食べられるようになってきた．第90病日には60％程度摂取可能となってきた．この頃施行した嚥下内視鏡検査では，声門閉鎖はほぼ良好で，右梨状窩に唾液残留を認めるものの，着色水・ゼリーの嚥下は良好となっていた．発症4カ月後に施行した嚥下造影検査では，食道入口部の開大が良好で，咽頭残留なく，液体，ゼリーとも誤嚥なく嚥下可能で，固形物の咀嚼嚥下も良好であった．発症5カ月後に胃ろう抜去術を施行した．その後増悪はなく，嗄声がやや残るものの嚥下障害は回復した．

2. 考察

1）帯状疱疹ウイルスによる脳神経障害

VZVはヘルペス族ウイルスの一員で，脊髄神経節および脳神経の神経節に潜伏できる．初感染は水痘あるいは水疱瘡として発症し，神経節に潜伏感染していたウイルスの再活性化により帯状疱疹となる．VZV再活性化による脳神経障害で最も著名であるのは，三叉神経の眼神経障害（herpes zoster ophthalmicus），顔面神経障害（herpes zoster oticus）であり，RHSは後者にあたり，顔面神経麻痺，耳痛，耳部皮疹，聴覚障害，平衡障害をきたす．本例は典型的な臨床症状および血中VZV IgMの上昇より，Hunt症候群＋多発脳神経障害と診断した．本例での右側顔面皮疹の領域は頬骨付近にまで見られており，臨床的にはV2あるいはV3領域までの障害を疑ったが，谷口洋先生のご指摘のとおり感覚神経支配領域の破格であった可能性はある．

2）VZVによる嚥下障害

VZVの咽頭喉頭領域の障害（主として第IX, X

表1 IX, X障害を伴うVZVの予後

予後のアウトカム	頻度（％）
完全寛解	26
後遺症状	
喉頭麻痺	30
咽頭麻痺	17
咽頭異常感覚	2
感音性難聴	24
顔面神経麻痺	17
味覚低下	5
平衡感覚障害	2
ヘルペス後神経痛	10
記載なし	11

（Nisa L. et al. 2013[1]）より引用）

表2 嚥下障害をきたしたHunt症候群報告例の回復までの経過

報告者	報告年	報告症例数	年齢	嚥下障害予後	回復までの期間
Dimirhan	2016	1	55	回復	3カ月
Kim	2012	1	73	回復	6カ月
Coleman	2012	1	81	回復	8カ月
Lin	2011	1	52	軽度回復	6カ月
Morelli	2008	1	82	回復	42日
Chitose	2008	5	53	回復	4週
			72	回復	8週
			61	回復	3週
			64	不変	（6カ月）
			54	軽度回復	6カ月
Nishioka	2006	1	78	部分回復	1年
Golden	1990	1	51	回復	3カ月
本例	2018	1	66	回復	5カ月

脳神経）についてはNisaらのSystematic Reviewで詳細に報告されている．このReviewでは38の論文から54症例をまとめている．咽頭喉頭障害をきたしたVZVは左側が多く，多くの患者は片側性麻痺で，78％が嚥下障害を，44％が嗄声をきたしていた．他の脳神経症状として，66％の例では患側の耳痛を33％に顔面神経麻痺を合併し，ほかに難聴，耳鳴，味覚障害の報告もあった．検査所見では，いずれも片側の喉頭麻痺（49％），咽頭麻痺（42％），軟口蓋麻痺（31％）を認め，咽頭反射消失を13％に認めた．また，咽喉頭部の水疱は2/3で診られたとされている．

本例では右側の障害で，嚥下障害，嗄声，難聴，耳痛があり，喉頭麻痺，咽頭麻痺，軟口蓋麻痺を認めたが，咽頭喉頭部の皮疹は認めなかった．

3）VZVによる嚥下障害の予後

NisaらのReviewでは，26％が完全回復している[1]．56％が何らかの後遺症状を呈している（表1）．60歳以上と以下とでの差はなかった．また意外な結果として，抗ウイルス薬単独およびステロイドとの併用療法による初期治療と予後・後遺症との関連は見いだされなかった．治療との関連については今後の症例の蓄積が必要と考えられる．

回復までの経過という視点で見ると，嚥下障害は他の合併症状に比べ回復が遅いことが示唆される[2〜4]．谷口洋先生，二藤隆春先生のご指摘のように，嚥下障害の回復には数週間程度から長いものでは1年，多くは3〜8カ月を要すると考えられる．VZVによる嚥下障害が遷延する場合は胃ろう造設が必要となることもあるが，胃ろうを抜去できる可能性もあり，その回復の可能性の判定には3カ月〜1年程度の期間が必要と考えられる（表2）．

まとめ

Hunt症候群に合併した重度の嚥下障害が遷延し胃ろう造設と経管栄養を行ったが，その後，徐々に回復し約5カ月後に胃ろうを抜去できた症例を呈示した．

謝辞

本症例の呈示に際し，済生会京都府病院耳鼻咽喉科小池忍先生，認定看護師の下條美佳先生のご協力をいただきました．この場を借りて深謝いたします．

文献

1) Nisa L, et al：Pharyngolaryngeal involvement by Varicella-Zoster Virus. J Voice **27**：636-641, 2013.
2) Demirhan E, et al：Rear cause of acute dysphagia associated with dysphonia. Dysphagia **31**：111-113, 2016.
3) Rasmussen ER & Mey K：Vocal cord paralysis associated with Ramsay Hunt sundrome. BMJ Case Rep doi：10.1136/bcr-2013-201038, 2014.
4) Chitose SI, et al：Unilateral associated laryngeal paralysis due to varicella-zoster virus. J Laryngol Otol **122**：170-176, 2008.

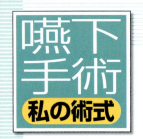

● このシリーズの趣旨

今日，嚥下障害に対する手術は誤嚥防止手術と嚥下改善手術として広く認知されるところとなっている．その術式については多くの書籍や雑誌の特集などで紹介されているが，活字になりにくい手術のポイントや術者による手術のポリシーと手技の差異は1人のエキスパートの論説では伝わってこない．このシリーズでは発想を転換し，1つの術式に対して複数のエキスパートによる手術の実際を解説していただき，それぞれの術者がこだわりをもって重視している成功のノウハウを中心に述べていただくことを考えた企画にした．これから嚥下手術に取り組む初心者に本当に役立つセッションとしたい．

series 12 喉頭亜全摘出術における誤嚥防止の工夫

浅田行紀の術式　● 宮城県立がんセンター頭頸部外科

はじめに

　喉頭亜全摘術は局所進行がん症例の中で声帯固定されていない症例に施行されている．予後は非常に良好であるがやや長いリハビリが必要な点と後方や下方に進展した症例に適応がないのが欠点と考えられる[1〜3]．

　そこで，われわれは声帯麻痺を生じている進行喉頭がん症例に対し，喉頭機能形態を維持する手術と嚥下機能改善手術を組み合わせた術式を開発した[4]．本症例は良好な喉頭温存機能を維持できており，有用と考えられる．なお，当手術は患者の強い喉頭温存の希望がある症例のみ施行しており，当術式は当院の倫理審査委員会にて認められている．

　ここで喉頭機能温存手術について考えてみると喉頭機能温存とは嚥下機能，気道，構語機能を必要十分な程度温存することと定義される．進行喉頭がん手術で難しいとされているのは，喉頭温存したときの嚥下機能と気道の確保である．

　まず嚥下機能について検討すると，通常食物が喉頭蓋披裂部の外側左右を通って誤嚥をしない構造になっている（図1　青矢印）．逆に誤嚥する場合は，喉頭の外側を何らかの理由で回れないときであり，その際には境界が低くなった喉頭蓋両脇（図1　赤矢印）より誤嚥する．また，ある程度以上の食物が入った場合には，頸部食道入口部から下咽頭にかけてのスペースに一度食物が溜まってから流れる構造になっているが，被裂間切痕部の部分が後方では一番低くなっているので同部から喉頭へ流入しやすい構造になっている（図1　黄矢印）．以上のような考察より，誤嚥を防ぐためには排水路を確保したうえで喉頭蓋の両脇および後方の境界が低くならないようにすればよいと考えられる．

　気道確保では，甲状軟骨や輪状軟骨が切除された場合に喉頭のフレームワークが維持できないため，硬性再建が必要である．そのため，一期手術では嚥下再建に集中し，二期手術で気道の硬性再建を必要な場合行うことにした．

　以上より，われわれは分割手術を行うことで機能温存することが可能になると考え，声帯固定を伴う局所進行喉頭がんに対する喉頭温存手術術式を考案した．

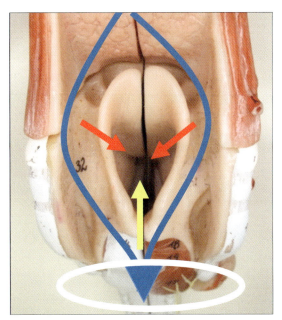

図1 食物の流れと誤嚥
青：食物の流れ，赤：排水路障害による誤嚥　黄：逆流および排水路障害による誤嚥
嚥下のためには青と黄の部分からの喉頭流入を防ぎ，それに加え輪状咽頭筋切断，喉頭つり上げを行うことによって食物の逆流，通過を改善し誤嚥の可能性を減らす（白輪）．

手術のポイント

・第一期手術（目的　腫瘍の切除および嚥下機能維持再建）

　腫瘍の大きさに従い，前方の甲状軟骨および患側の披裂部を切除．健側の披裂部断端と喉頭蓋を縫合し，排水路および排水路と喉頭を分ける高まりとする．

・第二期手術（目的　気道再建）

　前方にある喉頭皮膚ろうを閉鎖する．ただし，甲状軟骨の切除部分が大きいときおよび輪状軟骨を切除した場合は肋軟骨にて気道形成を行う．

・（第三期　気管切開部閉鎖　第二期の創部が落ち着いた頃に閉鎖する）

手術所見

1. 第一期手術

CT上の甲状軟骨部の長さを測定した後，腫瘍に十分マージンを付ける形で前頸筋群ごと甲状軟骨ごと腫瘍および披裂軟骨部を一塊で切除する．切除後は喉頭機能形態を維持するために健側披裂軟骨部を喉頭蓋患側のやや上方と縫合し十分な高まりをもつ分水嶺を作成し，嚥下時の喉頭への直接流入や下咽頭に貯留した残存物の喉頭流入を防ぎ，再建喉頭部とする．下方の咽頭粘膜は咽頭粘膜同士で縫合する．さらに嚥下機能を補助するために2つの嚥下機能改善手術を加える．喉頭つり上げ術を行うことで喉頭蓋を喉頭側へ倒し喉頭流入しにくい構造にするとともに，咽頭腔を開大させ下咽頭での貯留を予防する．次いで，下咽頭残存物を減らすために輪状咽頭筋切除を行う．

気道再建に関してはまず残存喉頭部断端と頸部皮膚と縫合し，外瘻化する．後日，残存喉頭，気管の大きさによって再建手術を検討し，二期もしくは三期手術にて閉鎖する（図2, 3）．

2. 第二期手術

喉頭皮膚ろう閉鎖を行う．甲状軟骨部の高さが十分にある場合，局所のヒンジフラップで喉頭内腔面を再建し，皮膚側を局所（transpostional flapや胸三角筋部皮弁）の皮弁にて再建する．甲状軟骨部の高さや気道の広さが十分確保できない場合には頸部皮膚を使って気道内側面を作成し，肋軟骨をその外側において気道腔を確保，形成する．その場合も外側の皮膚が足りなくなるため，最外側はやはり局所（transpostional flapや胸三角筋部皮弁）の皮弁にて再建する（図4）．

・第三期手術

必要な場合局所麻酔下にて気管孔を閉鎖する．

術後経過

現在3例が術後1年以上経過しているがすべて無病生存している．標準的な術後経過としてはVFで確認後，術後2～3週で経口摂取開始し，嚥下練習リハビリを行って術後1～2カ月後に退

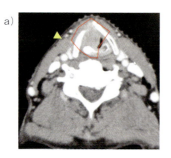
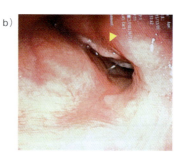
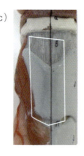
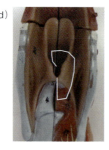
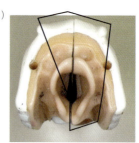

図2 第一症例の切除線
a) 術前CT写真. 黄色矢印が腫瘍. 赤線が今回の切除線 (c, d, e参照) b) 喉頭ファイバー写真. 黄色矢印が腫瘍 c) 前方からの切除線　d) 後方からの切除線　e) 上方からの切除線
腫瘍の大きさに準じて前方が切除されていること以外は比較的定型的に切除を行う. 切除は前外側喉頭部分切除の拡大版であり前方の切除範囲をCTに従って決定し, 後方は患側披裂部を切除する.

(Asada Y et al, 2017[4] より引用改変)

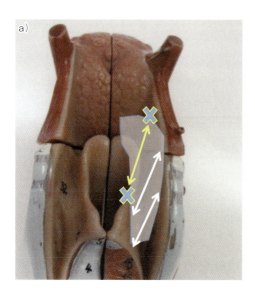
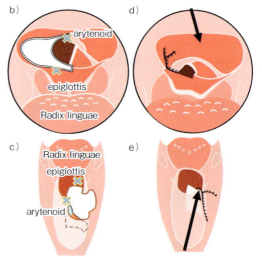

図3 喉頭閉鎖の工夫
a) 喉頭の切除範囲 (網掛け) 切除後の健側披裂を喉頭蓋切除部分中央上方へもってくることによって誤嚥を防ぐ. b) 上方から見た図. c) 後方から見た図. d) 閉鎖後の創部を上から見た図. e) 閉鎖後の創部を後ろから見た図.

(Asada Y et al, 2017[4] より引用改変)

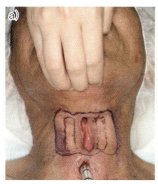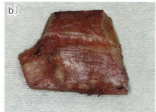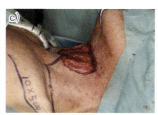
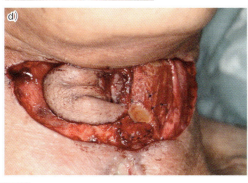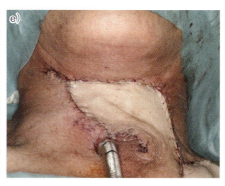

図4 二期手術
第二期手術はヒンジフラップで閉鎖する．内側は局所のヒンジフラップで形成する．切除範囲が大きく気道が維持できないと判断した場合には内面のフラップと外側の皮弁との間に肋軟骨を挿入し気道形成を行う．a) 皮膚切開線．点線は軟骨の位置．この場合は切開部内側の皮膚は気道内面の閉鎖に使用する．b) 採取した肋軟骨．気道の広さが維持できないと判断したときは肋軟骨で気道を形成する．c) 外側を形成する皮弁デザイン（transposition flap）．d) 気道内側形成前 e) 手術終了後．

院となる．さほど専門的および濃厚なリハビリテーションは必要としない．実際，今までの症例では1例は，とろみ付きの常食で退院，ほか2例は常食経口摂取可能で退院している．最終嚥下機能については第1症例が水分のみとろみをつけ飲んでいるもの常食可能であり，ほかの2症例は水分もスムーズに摂取可能である．全例外食可能で大きな問題は見られていない．最終的には3例とも常食摂取可能で外食可能となった（動画1）．

声については声帯が半分欠損して出している状況であり，やや大きいささやき声が出せる状態である（動画2）．舌咽頭部は問題ないため発音は明瞭である．

創部が落ち着いた後，二期手術を行う．現在のところ前治療のない症例は3カ月程度，放射線治療後症例は6カ月前後としている．気道の広さによってはそのまま気管孔を閉鎖する．

手術後のファイバー写真では数カ月後に健側披裂部と喉頭蓋の間に粘膜のひだが形成される場合が多い（図5）．

おわりに

進行喉頭がん症例に適応がある当科にて開発した新規術式を紹介した．当手術は喉頭機能形態を維持する手術と嚥下機能改善手術を組み合わせた術式であり，良好な喉頭機能が維持された．当手術は定型的で標準化可能であり，声帯麻痺を伴う進行喉頭がんに対し，喉頭温存治療の有力な選択肢になり得ると考えられる．

● 文献

1) Laccourreye O, et al：Cricohyoidopexy in selected infra-

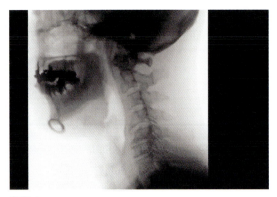

動画 1
全粥嚥下時 VF 所見

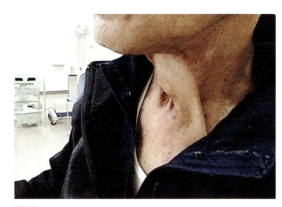

動画 2
音声発声時ビデオ所見

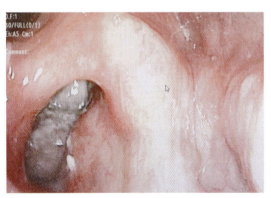

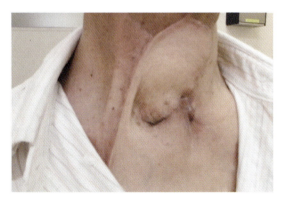

図 5 手術後の喉頭の様子と外見
a) 手術後 8 カ月の喉頭ファイバー所見. 右が切除側. b) 外見

hyoid epiglottic carcinomas presenting with pathological preepiglottic space invasion. Arch. Otolaryngol. Head Neck Surg **119**：881-886, 1993.
2) Brasnu DF：Supracricoid partial laryngectomy with cricohyoidopexy in the management of laryngeal carcinoma. World J Surg **27**：817-838, 2003.
3) Rodrigo JP, et al：The Current Role of Partial Surgery As a Strategy for Functional Preservation in Laryngeal Carcinoma. Acta Otorrinolaringol Esp **62**：231-238, 2011.
4) Asada Y, et al：Laryngeal function-preserving operation for T4a laryngeal cancer with vocal cord paralysis-A case report. Auris Nasus Larynx pii：S0385-8146 (16) 30585-5, 2017.

藤本保志の術式 ●名古屋大学大学院医学系研究科，頭頸部感覚器外科学耳鼻咽喉科

はじめに

喉頭癌の治療は喉頭全摘か，化学放射線治療かの2分ではない．喉頭機能温存治療の中で喉頭部分切除，半切，亜全摘術は重要な位置を占めており，実際，古い歴史をもつ．喉頭亜全摘術にも多くのバリエーションがあるが，本稿ではSupracricoid Partial Laryngectomy-cricohyoidepiglottopexy（SCPL-CHEP）について詳述する．この術式は1959年のMajerの記載（La crico-hyoidpexie[1]にはじまる．その後 Laccourrey H. が喉頭蓋も切除する cricohyoidpexy（CHP：図1）と cricohyoidepiglottopexy（CHEP：図2）を整理して supracricoid partial laryngectomies（SCPL）[2]と表現した．喉頭垂直部分切除，水平部分切除，CHEP，CHP などの切除範囲の比較を表1にまとめた．これらの術式は CT スキャンも内視鏡も存在しない時代に開発されたことは素晴らしいが，当時は癌の正確な局在診断は困難だったはずである．現在では thin-sliceCT によって声帯癌の深部浸潤範囲も把握でき，また，内視鏡もハイビジョンや分光内視鏡によって極めて詳細な腫瘍存在範囲が確認できる．また，化学放射線治療により進行癌であっても手術回避が可能な場合が増えた一方で，時に過酷な有害事象や晩期障害としての嚥下障害などがよく認識されるようになった．そこで治療選択肢の1つとして，あらためて喉頭機能温存手術が見直されてきている．それでも，これらの術式は普及しているとはいいにくいのは，その背景に術後管理，特に嚥下障害への対応に一定の理解とスキルが必要であることも一因と思われる．本稿では喉頭機能温存手術としての喉頭亜全摘 SCPL-CHEP における嚥下障害対策を述べる．

術式

本術式における嚥下機能維持のためのポイントは Holsinger が非常に明快に整理している[3]．上喉頭神経，反回神経の確実な温存，披裂軟骨を温存する場合に外側輪状披裂筋温存に配慮すること，輪状軟骨と舌骨-舌根部の固定法，披裂軟骨による新声門の形成，下咽頭収縮筋の処理などである．

動画は70歳男性，声門癌 T3N0M0 症例の手術とその後の嚥下造影を示すが，上記のポイントを中心に構成した．特に嚥下機能維持のために重視している点は以下の2点である．

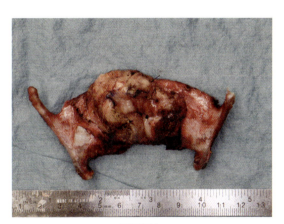

図2 SCLP-CHEP の切除標本
70歳男性．右声門癌 cT2N0M0．傍声帯間隙も含めて切除されているが患側（右）では仮声帯から喉頭蓋前隙も切除されている．

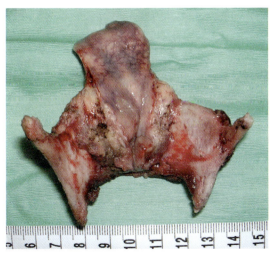

図1 SCPL-CHP の切除標本
46歳男性．右声門上癌 cT2N1M0．放射線治療後再発．右仮声帯を中心に喉頭蓋，声門に浸潤する癌．舌骨は温存，喉頭蓋・喉頭蓋前隙は切除されている．

表1 喉頭半切・亜全摘術の比較

	FLPL	HPL	CHEP	CHP
舌骨	○	×	○	○
喉頭蓋	○	×	○	×
甲状軟骨	▲	▲	×	×
声帯	▲	○	×	×
輪状軟骨	○	○	○	○

温存組織を○で，切除組織を×，半切される組織を▲で記した．

FLPL：Frontolateral partial Laryngectomy, HPL：Horizontal laryngectomy, CHEP：Cricohyoidepiglottopexy, CHP：Cricohyoidpexy

1. 十分な気管前剥離によるpexy部分の減張

本術式の特徴はわずか3本の糸で輪状軟骨と舌骨・舌根を縫合閉鎖するところにある（図3）．外側に糸をかけると舌根部において舌動脈や舌下神経損傷のリスクがあり，また，輪状軟骨を密に縫いすぎると阻血等もあり，輪状軟骨が割れやすい．動画にも示したが，縫合部に緊張がかからないように気管前組織を用手剥離し，有効に減張する手技が重要である．

2. 披裂軟骨による新声門形成

残存披裂部を軟骨ごと前方に倒すことによって両側声帯の切除後のひろすぎる声門を狭くし，梨状陥凹を広くする．音源としても披裂部が新声門を形成できる（図4）．3-0バイクリルを用いて輪状軟骨背側に位置する披裂軟骨を輪状軟骨腹側に牽引するが，その両者が接着するまでは牽引は不可能であり，"air notch"となるが問題ない．

適応

当科における本術式の適応は，初発例ではいわゆる unfavorable T2 および T3 の声門癌である．化学放射線治療の適応と重なることが多く，当科ではシスプラチン併用がためらわれる腎機能低下など全身状態不良例，あるいは術前化学療法を選択したが効果が十分でない場合で，喉頭温存をのぞむ症例に提案している．再発例では rT1b，rT2，rT3 声門癌が適応となる．

一方，術前から嚥下障害が顕在化している症例，肺機能低下症例には本術式は推奨できない．したがって，高齢者への適応は症例によって慎重に検討する必要がある．まず，術前の嚥下造影検査および嚥下内視鏡検査は必須で，咽頭期惹起が遅い症例や喉頭感覚低下を認める場合は危険である．また，後述する嚥下訓練法を理解できることも重要で，認知症でなくとも MCI（Mild Cognitive Impairment）が疑われる場合も慎重にならざるを得ない．

また，化学放射線治療後の再発例であっても禁

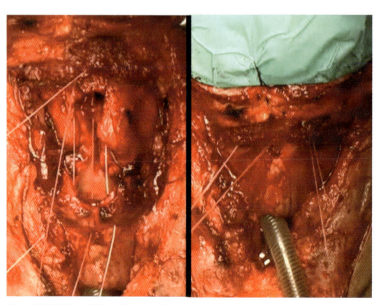

図3 輪状軟骨と舌骨・舌根との結合
左図のように正中と左右に1cm間隔で3本の1-0バイクリルをかけて結合する．

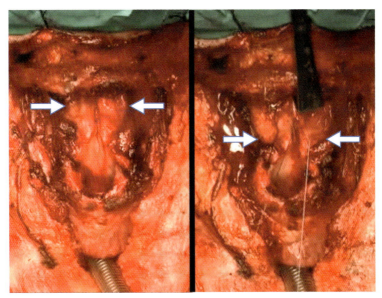

図4 披裂軟骨を用いた新声門形成
白矢印が披裂部を示す．右図では前方腹側に牽引されている．

忌とはしていないが，合併症リスクが高いことと嚥下機能低下がより問題となることの2点に十分留意する．

本術式は後述するように手術直後の嚥下機能低下はある程度，避けられない．その時期を上手にのりこえるための方策が必要である．

術後の嚥下動態変化

本術式の術後嚥下障害の病態は①声門閉鎖不全，②喉頭挙上制限，③気管切開の存在の3点で説明可能である．増悪因子としては喉頭感覚閾値上昇（放射線治療，加齢等による）と術後創部感染による喉頭周囲の瘢痕形成や咽頭蠕動様運動の減弱が考えられる．

術後の訓練等により喉頭挙上の改善がみられ，代償的な声門閉鎖（披裂部と喉頭蓋喉頭面との接近，新声門形成）の獲得が得られるようになる[4]ことが報告されている．

術直後の訓練開始時期にはとろみ添加が不可欠であり，均一な物性の嚥下食から開始するが，口腔期には全く影響しない術式であるため，いったん安全な嚥下を獲得したのちには常食摂取が可能となる．

嚥下障害への対応 (表2)

1. 息こらえ嚥下

Logemann[5]らは喉頭水平部分切除後の気道防御能低下による嚥下障害に対する方策として Super supraglottic maneuver (SSGM) が有用と述べた．そのメカニズムは舌根と披裂軟骨を接近させることで喉頭入口部を閉鎖し，舌根部におけるbolusの駆動力を強化することであった．以前は息こらえ嚥下で期待される効果として，喉頭閉鎖の補強，咽頭期への影響，嚥下と呼吸パターンの調整と整理した[6]．この嚥下法はSCPL後の嚥下動態にもっとも即した指導法である．手術前であれば比較的簡単に指導でき，会得させやすいので術前から訓練法を紹介しつつ実施する．類似の効果を得る方法として努力嚥下法，メンデルソン法なども喉頭閉鎖を強調しつつ喉頭挙上を促す方法である．患者に合わせて指導する．

息こらえ嚥下の前提としては気管孔が閉じられ

表2 喉頭亜全摘後の嚥下障害のメカニズム

病態	原因	対策	訓練・代償法
声門閉鎖不全	両側声帯切除	披裂部の前方移動 舌根後方運動	息こらえ嚥下 努力嚥下・前舌保持嚥下法・アンカー強調
喉頭挙上制限	喉頭周囲瘢痕	舌骨上筋群の回復	杉浦法，岩田法，シャキア法
気管孔	気管切開	気管孔閉鎖	早期閉鎖

る状態にあることである．創傷治癒が確認できたら，可能な限り早期に側孔つきカニューレへ，レティナへの変更を検討し，気管孔を閉鎖しての訓練が推奨される．

動画でも息こらえ嚥下の効果を明示した．

2. 顎引き嚥下

喉頭蓋を温存したSCPLCHEPでは顎引きも有用な場合がある．

3. 喉頭挙上訓練

舌骨上筋群はまったく障害されない術式であるから，積極的な訓練により喉頭挙上を改善させられる．杉浦法[7]（徒手的頸部筋力訓練），岩田法[8]，（頸部等尺性収縮手技）シャキア法などが選択される．

おわりに

喉頭機能温存手術は喉頭癌治療における重要な選択肢である．近年の画像診断，内視鏡診断の飛躍的進歩の恩恵を受け，喉頭全摘を避けられる症例は確実に増加した．術後嚥下障害を的確に予防し，あるいは適切なリハビリテーションを行うことによって，喉頭亜全摘術はより普及すると期待される．

● 文献

1) Majer EH, Rieder W：Technique de la laryngectomie permettant de conserver la permeabilite. Annales d'Otolaryngologie (Paris) **76**：677-681, 1959.
2) Laccourreye H, et al：Supracricoid laryngectomy with cricohyoidoepiglottopexy：a partial laryngeal procedure for glottic carcinoma. Ann Otol Rhinol Laryngol **99** (6 Pt 1)：421-426, 1990.
3) Holsinger C. et al：Technical Refinements in the Supracricoid Partial Laryngectomy to Optimize Functional Outcomes. J Am Coll Surg **201**：809-820, 2005.
4) 杉浦淳子，他：喉頭半切・亜全摘術施行例における嚥下動態の経時的変化．耳鼻と臨 **52**（補1）：s53-s58, 2006.
5) Logemann, JA, et al：Mechanisms of recovery of swallow after supraglottic laryngectomy. J Speech Hearing Res **37**：965-974, 1994.
6) 大前由紀雄：息こらえ嚥下．嚥下医学 **6**：178-184, 2017.
7) 杉浦淳子，他：頭頸部腫瘍術後の喉頭挙上不良を伴う嚥下障害例に対する徒手的頸部筋力増強訓練の効果．日摂食嚥下リハ会誌 **12**：69-74, 2008.
8) 岩田義弘，他：高齢者に対する頸部等尺性収縮手技（chin push-pull maneuver）による嚥下訓練．耳鼻と臨 **56**：S195-S201, 2010.

Archive ◎アーカイブ 第13回

咀嚼運動のパタン形成の中枢ニューロン機構
(出典：口腔病学会誌　52(1):1-15, 1985)

●このシリーズの趣旨

　「故きを温ねて新しきを知る」という言葉がある．わが国における嚥下研究の歴史は古く，それはまた日本嚥下医学会（旧嚥下研究会）の歴史でもあるが，先人の研究の積み重ねのうえに今日の嚥下医学があることをわれわれは忘れがちである．

　たとえば，今日，VF（videofluorogram）と呼ばれるようになり普通に行われるようになった嚥下透視の動画解析も，つい四半世紀前までは秒24コマのシネ撮り（映画撮影であったのでcine-fluorogram）したフィルムを現像したのち観察するものであった．そのため嚥下動態を解析するには1コマ1コマ画像を投影し造影剤の動きをトレースするという気の遠くなるような労力を要した．にもかかわらず今日のデジタル処理と遜色ない，あるいはそれ以上の精緻な解析がなされてきた．

　このシリーズはそのようなかつて嚥下研究会等で発表された嚥下関連の論文を紹介するものである．今日ではあまり引用されなくなった論文も読み返してみると新鮮な感覚を呼び覚ましてくれるものである．発表当時の著者の表現を尊重し，極力原文のまま掲載し最小限の解説を加えた．

総説

咀嚼運動のパタン形成の中枢ニューロン機構

中　村　嘉　男

東京医科歯科大学歯学部口腔生理学教室教授

Central Neuronal Mechanisms Responsible for Pattern Generation of Masticatory Movements

Yoshio Nakamura

Department of Physiology, Faculty of Dentistry, Tokyo Medical and Dental University

I.　はじめに

　顎および舌の運動をコントロールする神経機構の研究は，これらの運動の反射性コントロールならびに咀嚼運動のリズム形成を2本の柱として発展してきた．本稿は，後者に焦点を合わせて，咀嚼運動の中枢ニューロン機構に関するわれわれの研究室の最近の解析の結果を紹介しようとするものである．

II.　咀嚼リズム発生器

　咀嚼時の顎および舌の運動のパタンは，各種動物で食性に応じて多様であるが[1]，その共通な基本的特徴は，リズミカルに反復する運動である点にある．このため，咀嚼運動のリズム形成の神経機構は，咀嚼運動に関する本質的問題として，

多くの研究者の興味を惹きつけてきた課題であった．

サル，ネコ，ウサギ，モルモット，ラットなど，各種の動物の大脳皮質の特定の領域の連続電気刺激によって，咀嚼運動に極めて類似した顎と舌とのリズミカルな協調運動が誘発されることが知られており[2,3]，この皮質領域は皮質咀嚼野（cortical masticatory area）と呼ばれている．そして，このリズミカルな顎・舌運動は，咀嚼運動をコントロールする神経機構の解析において，咀嚼運動のモデルとして用いられてきた．

リズミカルな顎・舌運動に対応して，顎筋および舌筋の筋電図やこれらの筋を支配する三叉神経筋枝および舌下神経の遠心性発射にはリズミカルな活動が出現するので，これらはリズミカルな顎・舌運動の指標として用いられる．動物を筋弛緩剤で非動化すると，皮質咀嚼野連続刺激によるリズミカルな顎・舌運動も顎筋，舌筋の筋電図活動も消失するが，顎筋および舌筋の支配神経には，非動化前と同一のリズミカルな遠心性群発活動が残存する．このことは，皮質咀嚼野刺激による咀嚼リズムは，リズミカルな顎・舌運動によって顎・口腔・顔面領域が刺激されて誘発される末梢からのリズミカルな求心性インパルスが存在しなくても形成されること，いいかえれば，皮質咀嚼野刺激による咀嚼リズムは中枢神経系に内在する機構によって形成されることを意味している[4,5]．そして，大脳皮質からのリズムを持たない連続的入力によって活性化され，三叉神経および舌下神経の運動ニューロンへのリズミカルな出力を形成するニューロン群あるいはニューロン回路は，咀嚼リズム発生器，咀嚼パタン発生器などと呼ばれている．

この咀嚼リズム発生器は，除脳ウサギの脳幹連続刺激あるいは口腔粘膜の圧刺激によってリズミカルな顎・舌運動が誘発される[6]ことから，脳幹に位置すると想定されてきた．しかし，咀嚼リズム発生器の脳幹における局在部位ならびにその実体としてのニューロン機構は，いずれも謎につつまれたままであった．

1. 咀嚼リズム発生器の局在部位[7]

モルモットの橋・延髄のレベルの錐体路（皮質延髄投射ニューロンおよび皮質脊髄投射ニューロンの軸索から構成され，脳幹腹側面に位置する境界明瞭な線維集団）の連続電気刺激は，皮質咀嚼野の連続刺激により誘発されるリズミカルな顎運動と同一のパタンを持つリズミカルな顎運動を誘発した．

脳幹を上丘吻側端ならびに延髄尾側端のレベルで切断して得られる遊離脳幹標本で，橋のレベルで錐体路を連続刺激すると，脳幹が無傷のモルモットの皮質咀嚼野あるいは錐体路の連続刺激によるものと同一のパタンを持つリズミカルな顎運動が誘発された．非動化後，遊離脳幹標本の錐体路刺激によるリズミカルな顎運動は消失したが，顎二腹筋（開口筋）を支配する顎舌骨筋神経に誘発されるリズミカルな遠心性群発活動は残存した．この結果は，脳幹連続刺激による咀嚼リズムは，脊髄からの上行性効果および末梢からのリズミカルな求心性インパルスの関与なしに形成されることを示し，咀嚼リズム発生器が脳幹に存在することを確証するものである．

ついで，遊離脳幹のいろいろな部位に前頭面ならびに矢状面方向の切断を加え，錐体路連続刺激による顎舌骨筋神経のリズミカルな遠心性群発を誘発するために不可欠の部位を検索し，巨大細胞網様核（nucleus reticularis gigantocellularis, GC）や旁巨大細胞網様核（nucleus reticularis paragigantocellularis, PGC）を含む延髄網様体内側部，三叉神経運動核を含む橋外側部，これら両者の間に存在する構造から成る脳幹領域（図1）[8]が，咀嚼リズム誘発のための必要十分な部位であることを見出した．この結果は，三叉神経脊髄路核をはじめとする橋・延髄外側部は中枢性の咀嚼リズム誘発には不可欠ではないことを示しているが，三叉神経主知覚核および運動核などが咀嚼リズム形成において必須の役割を演じているか否かは明らかでなかった．

遊離脳幹標本の錐体路刺激により誘発される前顎二腹筋筋電図のリズミカルな活動に一致して，延髄網様体背内側部から，これと同一のリズムを

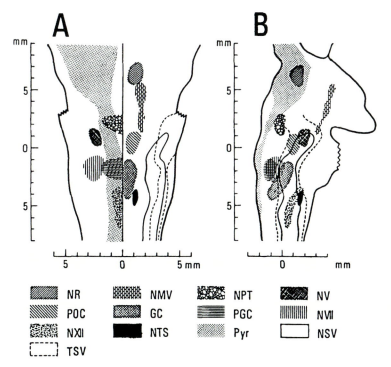

図1 モルモットの脳幹の諸構造の位置を水平面（A）および矢状面（B）に投影して示す模式図
Rössnerのモルモットの脳図譜[8]から再構成したもの．縦軸：定位座標の前後方向の軸，横軸：定位座標の内外（A）および背腹（B）方向の軸．脳幹の核および伝導路は，下に示すような異なったパタンで示してある．
略語．GC：巨大細胞網様核，NMV：三叉神経中脳路核，NPT：橋被蓋網様核，NR：赤核，NSV：三叉神経脊髄路核，NTS：孤束核，NV：三叉神経運動核，NVII：顔面神経核，NXII：舌下神経核，PGC：旁巨大細胞網様核，POC：吻側および尾側橋網様核，Pyr：錐体路，TSV：三叉神経脊髄路

持つ陰陽2相性の細胞外電位が記録された．非動化後は，錐体路刺激により前顎二腹筋に誘発されたリズミカルな筋電図活動は消失したが，リズミカルな細胞外電位は残存した．したがって，この電位は，リズミカルな顎運動によって顎・口腔・顔面領域に発生するリズミカルな求心性インパルスにより二次的に誘発されたものでなく，リズミカルな顎運動の出現に関与する中枢ニューロンの集団，すなわち咀嚼リズム発生器の活動を反映する電位と想定される．

そこで，脳幹に切断を加えて延髄内側部と他の部位との神経連絡を完全に遮断して，島状に遊離された内側延髄標本を作成し，この標本に含まれる錐体路に連続刺激を加えたところ，この標本の背側部に切断前と同一のリズミカルな細胞外電位が誘発された．この結果は，皮質咀嚼野連続刺激による咀嚼リズムは延髄内側部で形成され，三叉神経主知覚核および運動核はリズム形成に必須ではないことを示している．すなわち，咀嚼リズム発生器は延髄内側部に存在すると結論される（図2）．

2. 皮質咀嚼野から咀嚼リズム発生器への入力経路としての錐体路の役割[7,9]

モルモットで，錐体路だけを残して橋のレベルで脳幹内側部を切断しても，皮質咀嚼野刺激は，切断前と同一のパタンを持つリズミカルな顎運動を誘発した．これに対して，橋のレベルで片側の錐体路だけを選択的に切断すると，切断側の皮質

咀嚼野刺激ではリズミカルな顎運動は誘発されなかったが、非切断側の皮質咀嚼野刺激によるリズミカルな顎運動は影響を受けなかった。したがって、モルモットでは、皮質咀嚼野から咀嚼リズム発生器へのインパルスは、すべて錐体路を経由すると結論される。

では、これらの錐体路線維は、延髄の尾側部あるいは脊髄に投射する錐体路ニューロンの軸索側枝であろうか、あるいは、これらと別個の皮質延髄投射ニューロンの軸索なのだろうか。橋および延髄吻側のレベルにおける錐体路単一電気刺激は、同側の皮質咀嚼野の深層に陰性の逆行性細胞外電位を誘発したが、延髄尾側および脊髄レベルの錐体路刺激によっては、刺激と同側および反対側いずれの皮質咀嚼野にも逆行性電位は誘発されなかった。また、咀嚼リズム誘発に要する錐体路連続刺激の強度を脳幹のいろいろなレベルで比較すると、橋および延髄吻側部では低かったが、延髄尾側部に移るにつれて上昇し、遂には全く誘発できなくなった。したがって、モルモットの皮質咀嚼野から咀嚼リズム発生器に入力を供給する錐体路線維は、皮質脊髄投射ニューロンなどの軸索側枝ではなく、これとは別個の皮質延髄投射ニューロンであると考えられる。

それでは、これらの皮質延髄投射ニューロンは、延髄のどの部位に投射するのであろうか。皮質咀嚼野単一刺激は、錐体路の活動を表すD wave[10]に相当する陽陰2相性の持続の短い電位と、これに引き続く陰性電位を、両側の延髄内側部に反対側優位に誘発した。この陰性電位は、錐体路線維のインパルスによって単シナプス性に活性化された延髄ニューロンの活動を反映する電位と想定され、その振幅は皮質刺激と反対側の傍巨大細胞網様核の背側部（dorsal part of PGC, dPGC）で最大であった。また、dPGC刺激により反対側皮質咀嚼野に逆行性電位が誘発された。これらのことから、皮質咀嚼野に起始する錐体路細胞の主要な終止部位は反対側のdPGCの領域であると想定された（図2）。そこで、horseradish peroxidase（HRP）をdPGCに限局性に注入すると、HRPで逆行性に標識された錐体細胞が皮質咀嚼野の深層

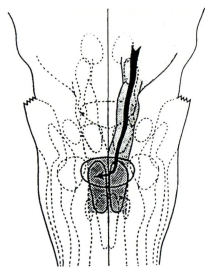

図2 モルモットの咀嚼リズム発生器（大きな点の領域）および錐体路（小さな点の領域）の位置を示す模式図
矢印は、皮質咀嚼野から錐体路を下行するインパルスが、主として反対側の傍巨大細胞網様核に到達することを表す

に見出された。その数は、注入側とは反対側の皮質の方が、同側の皮質よりも圧倒的に多く、また密度も高かった。

3. 咀嚼リズム発生器を構成するニューロン集団の結合様式と役割[11〜13]

モルモットの錐体路連続刺激によって誘発されるリズミカルな顎運動に対応して、内側延髄網様体にリズミカルな細胞外電位が誘発されることは、すでに述べた。この電位はPGCの背側に位置するGCの領域（図3）では記録されるが、PGCではその背側部を含めて誘発されなかった。したがって、皮質咀嚼野連続刺激による咀嚼リズムはGCで形成され、dPGCは皮質からの持続性入力をGCに供給する中継部位としての役割を果たしていることが想定された。dPGCの連続刺激は、実際にリズミカルな顎運動を誘発した。逆に、片側のdPGCを破壊すると、破壊と反対側の皮質咀嚼野刺激によるリズミカルな顎運動は消失したが、破壊と同側の皮質刺激によるリズミカルな顎運動は残存した。

モルモットのGCの細胞構築は吻側部と尾側部とで相違していることが報告されており[14]、こ

れら両者が機能的にも異なっている可能性が想定された．そこで，GC の吻側部（oral part of GC, GCo）と尾側部（caudal part of GC, GCc）との間を切断したところ，皮質咀嚼野連続刺激によるリズミカルな細胞外電位は GCo には残存したが，GCc では消失した．これと同時に，リズミカルな顎運動も，顎舌骨筋神経のリズミカルな遠心性群発も消失した．GCc の破壊もこれと同一の効果を示し，GCo のリズミカルな電位には影響しなかった．これに対して，片側の GCo の破壊は，反対側皮質咀嚼野連続刺激による GCc のリズミカルな電位を両側性に消失させ，リズミカルな顎運動もこれと同時に消失した．さらに，GCo の連続刺激は，GCc のリズミカルな電位もリズミカルな顎運動も誘発しなかった．これらの結果から，皮質刺激による咀嚼リズムは GCo で形成されると結論される．

dPGC の刺激は GCo に単シナプス性の潜時で陰性の細胞外電位を誘発し，後者の刺激により前者に逆行性電位が誘発されることから，前者から後者への単シナプス性投射の存在が想定されるが，dPGC から GCc への直接投射は見出されていない．細胞外誘発電位法による同様の解析によって，GCo から GCc へ，また，GCc から三叉神経運動核への単シナプス性の興奮性結合が明らかにされている（図 3）．

dPGC および GCo から単一ニューロン活動を同時記録し，皮質咀嚼野単一刺激に対するスパイク応答の潜時を比較すると，前者の方が後者より短い．また，前者のスパイクに引き続き，後者のスパイクの発射確率は単シナプス性の潜時で上昇するが，後者のスパイクの後では前者のスパイク発射確率に変動は認められない．この結果もまた，dPGC ニューロンから GCo ニューロンへの単シナプス性興奮性結合の存在を示している．

また dPGC および GC の単一ニューロン活動に対する皮質咀嚼野連続刺激の効果を検索した結果，dPGC のニューロンは，皮質連続刺激の各刺激に引き続いてほぼ一定の潜時でスパイク応答を示し，発射頻度のリズミカルな変調を示したものは 1 例もなかったのに対して，GC のニューロンの大多

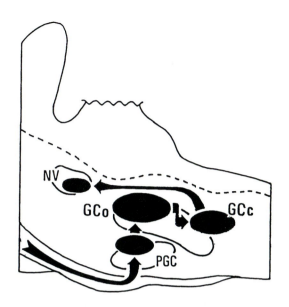

図 3 錐体路から咀嚼リズム発生器を経由して三叉神経運動核の前顎二腹筋運動ニューロンプールへ至る神経情報を伝達するニューロン連鎖を示す模式図

数は，顎舌骨筋神経のリズミカルな群発活動ならびに GC のリズミカルな細胞外電位と同期してリズミカルな群発活動を示すことが明らかにされている．

また，皮質連続刺激に対してこのようなリズミカルな群発発射を示す GCc のニューロンのスパイクによって，これと同時記録された前顎二腹筋運動ニューロンの細胞内電位を加算平均した結果，単シナプス性の興奮性シナプス後電位が検出された．この結果は，これらの GCc のニューロンが前顎二腹筋運動ニューロンに投射する興奮性 premotor neuron であることを示しており，これらの premotor neuron のリズミカルな群発活動によって前顎二腹筋運動ニューロンのリズミカルな興奮が起こると想定される．

かくして，皮質咀嚼野連続刺激によるリズミカルな顎運動の誘発に関与する経路として，皮質延髄路 → dPGC → GCo → GCc → 前顎二腹筋運動ニューロンから成る単シナプス性興奮性結合によるニューロン連鎖が見出され，GCo の段階でリズムが発現することが明らかにされた（図 3）．

4. 咀嚼リズム発生器の左右独立性[15]

モルモットの延髄網様体に両側性に存在する咀嚼リズム発生器が，片側だけでリズムを発生しうるか否かを検討するために，片側の延髄を剔除した．剔除後，これと同側の皮質咀嚼野刺激による前顎二腹筋のリズミカルな活動は両側とも残存したが，反対側皮質刺激によるものは両側性に消失した．一側延髄破壊後，さらに錐体路だけを残して橋の正中切断を加えた標本では，延髄破壊側の皮質咀嚼野刺激は，反対側の前顎二腹筋のみにリズミカルな活動を誘発した．

錐体路，PGC および dPGC を残して，橋と延髄との正中切断を加えた標本で，片側ずつ皮質咀嚼野を連続刺激することにより，反対側の前顎二腹筋のみにリズミカルな活動が誘発され，周期は左右皮質刺激で独立であった．しかし，異なった周期でリズミカルな前顎二腹筋活動を誘発した刺激のパラメータで，左右それぞれの皮質咀嚼野を同時刺激すると，左右の前顎二腹筋のリズミカルな活動は同期した．これに対して，dPGC にさらに正中切断を加えると，皮質咀嚼野の両側同時刺激による左右の前顎二腹筋活動の同期性は失われ，また周期も一致しなくなった．

これらの結果から，延髄網様体に両側性に存在する咀嚼リズム発生器を構成する2つのニューロン集団は，おのおの反対側皮質咀嚼野から錐体路を経由して独立に活性化することが可能であり，左右の前顎二腹筋の活動を同期させる交叉性経路は dPGC に位置していると結論される．

III. 咀嚼筋および舌筋のリズミカルな収縮に関与する運動ニューロンの活動の本態

咀嚼筋および舌筋のリズミカルな収縮は，これらを支配する三叉神経および舌下神経の運動ニューロンのリズミカルな発射活動によるものであり，この活動の機構には2種類の可能性が考えられる．1つは，リズミカルな発射を起こす興奮相と興奮相との間に抑制相があって，興奮相と抑制相とがリズミカルに交代して出現する可能性である．もう1つは，リズミカルな発射に一致して興奮相が出現するだけであって，興奮相と興奮相との間に抑制相は存在しない可能性である．

非動化ネコの三叉神経運動ニューロンからの細胞内記録により，皮質咀嚼野連続刺激は，咬筋（閉口筋）運動ニューロンには，興奮性シナプス後電位（excitatory postsynaptic potential, EPSP）とそれに重畳するスパイクとから成る興奮相と，抑制性シナプス後電位（inhibitory postsynaptic potential, IPSP）から成る抑制相とを，リズミカルに交代性に誘発する（図 4B, M）のに対して，前顎二腹筋（開口筋）運動ニューロンには，EPSP とそれに重畳するスパイク群発とから成る興奮相だけを，リズミカルに誘発する（図 4B, D）ことが明らかにされた[16～18]．

また，非動化ネコで，皮質咀嚼野連続刺激は，舌下神経運動ニューロンに EPSP とスパイクとから成るリズミカルな興奮相を誘発することが明らかにされ，興奮相と興奮相との間に抑制相の存在は見出されなかった[19～21]．舌下神経の内側枝および外側枝にそれぞれ軸索を送る舌下神経運動ニューロンの興奮相は相反性に出現し，舌突出筋（頤舌筋）の支配神経を含む内側枝に軸索を送る舌下神経運動ニューロンの興奮相は，前顎二腹筋の活動と同期していた．

皮質咀嚼野連続刺激により誘発される咀嚼リズムの開口相に一致して，閉口筋運動ニューロンに出現する IPSP の意義については，開口相における閉口筋の伸張によって閉口筋筋紡錘に誘発される求心性インパルス[22]の閉口筋運動ニューロンに対する興奮性効果を打ち消し，円滑な開口運動の遂行を可能にする役割が想定されている[18]．これに対して，開口筋には筋紡錘がまったくあるいはほとんど欠如する[23]ので，閉口相において開口筋には伸張反射が出現せず，開口筋運動ニューロンが抑制されなくても，閉口運動は障害されないであろう．筋紡錘を欠くネコの舌筋を支配する舌下神経運動ニューロンの咀嚼リズムが，興奮相のみのリズミカルな出現から成ることは，この想定を支持している．

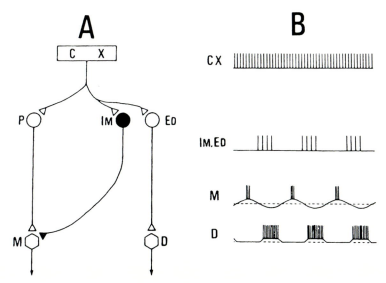

図4 ネコ皮質咀嚼野から咀嚼筋運動ニューロンへ至る経路（A）および皮質咀嚼野連続刺激により誘発される延網様体ニューロンの発射活動および咀嚼筋運動ニューロンの細胞内電位変化（B）の模式図
略語．CX：皮質咀嚼野，P：橋以上の部位に存在する premotor neuron, I$_M$, E$_D$：延髄網様体の premotor neuron, M：閉口筋運動ニューロン，D：開口筋運動ニューロン．白丸：興奮性ニューロン，黒丸：抑制性ニューロン B の M および D の破線は，刺激前の細胞内電位レベルを表す

IV. 咀嚼運動の中枢性コントロールにおける延髄網様体の役割

1. 三叉神経および舌下神経運動ニューロンへ投射する premotor neuron

ネコの皮質咀嚼野（眼窩回）の単一電気刺激は，閉口筋運動ニューロンには，初期過分極（IPSP）―脱分極（EPSP）―後期過分極から成る3相性膜電位変化を誘発するのに対して，開口筋運動ニューロンには，脱分極（EPSP）―過分極から成る2相性電位を誘発する[24〜26]．前者の初期過分極電位と後者の脱分極電位とは潜時がほぼ等しく，前者の後期過分極電位と後者の過分極電位とは，潜時および時間経過がほぼ一致する．したがって，皮質咀嚼野単一刺激は，閉口筋運動ニューロンの抑制および開口筋運動ニューロンの興奮から成る相反性効果，それに引き続く非相反性興奮性効果，最後に非相反性抑制性効果から成る3相性効果を及ぼすことになる．

皮質咀嚼野から三叉神経運動ニューロンへこれらの作用を及ぼす経路の解析により，閉口筋運動ニューロンへ投射する抑制性 premotor neuron および閉口筋運動ニューロンへ投射する興奮性 premotor neuron が延髄網様体内側部に存在するのに対して，閉口筋運動ニューロンへ投射する興奮性 premotor neuron は橋以上の部位に存在することが明らかにされた（図4A）．その根拠は以下のとおりである．(1) 延髄網様体単一電気刺激は，閉口筋運動ニューロンに IPSP を，開口筋運動ニューロンに EPSP を，それぞれ単シナプス性に誘発する[27,28]．これに対して，橋網様体の刺激は閉口筋運動ニューロンに単シナプス性 EPSP を誘発する[29]．(2) 延髄網様体内側部には，皮質咀嚼野刺激に対して短潜時の順行性スパイク応答を示し，三叉神経運動核内の閉口筋運動ニューロンプールあるいは開口筋運動ニューロンプールのいずれかの選択的微小刺激に対して逆行性スパイク応答を示すニューロンが存在する[30,31]．これらのニューロンは小型ないし中型の網様体ニューロンであり，巨大細胞から咀嚼筋運動ニューロンプールへの投射は認められない．(3) 橋と延髄との境界レベルにおける脳幹切断により，皮質咀嚼

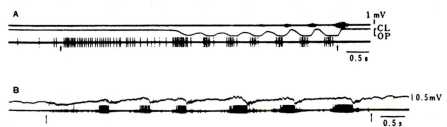

図5 ネコ皮質咀嚼野連続刺激により誘発された咀嚼リズムと延髄網様体ニューロン活動
A：非動化前，連続刺激によって誘発された咬筋筋電図（上段），顎運動（中段），延髄網様体単一ニューロン活動（下段）．顎運動は下方が開口で，CL, OP はそれぞれ閉口位および最大開口位を示す．B：非動化後，連続刺激によって誘発された閉口筋運動ニューロンプールの細胞外電位（上段）と延髄網様体単一ニューロン活動（下段）．上方が陽性を示す．左側の矢印は刺激開始，右側の矢印は刺激終了の時点を示す

野刺激による開口筋運動ニューロンの EPSP は消失し，閉口筋運動ニューロンの IPSP は消失して，かわりに EPSP が出現する[32]．（4）皮質咀嚼野単一刺激に短潜時の順行性スパイクで応答する内側延髄網様体ニューロンの自発性スパイクによる細胞外電位の加算平均[33]により，閉口筋運動ニューロンプールで閉口筋運動ニューロンの IPSP の細胞外反映である陽性電位が，単シナプス性の潜時で検出されるニューロンと，開口筋運動ニューロンプールで開口筋運動ニューロンの EPSP の細胞外反映である陰性電位が，単シナプス性の潜時で検出されるニューロンとがあることが証明された[34,35]．

舌下神経核へ投射する premotor neuron の局在は，舌下神経核への HRP 注入によって検索され，HRP で逆行性に標識された小型ないし中型のニューロンが延髄の小細胞網様核に見出されている[36,37]．また，生理学的にも，この領域から，皮質咀嚼野単一刺激に対して短潜時の順行性スパイクで応答し，舌下神経核刺激に対して逆行スパイク応答を示すニューロンが見出され，これらのニューロンは，舌下神経運動ニューロンへ投射する興奮性 premotor neuron と想定されている[37]．

2. 皮質咀嚼野連続刺激による咀嚼リズム形成に関与する延髄網様体ニューロン

以上のように，皮質咀嚼野単一刺激による閉口筋運動ニューロンの抑制ならびに開口筋運動ニューロンの興奮に関して，延髄網様体が不可欠の役割を演ずることが明らかにされたので，つぎに，ネコにおいて皮質咀嚼野連続刺激による咀嚼リズム誘発に関する延髄網様体ニューロンの役割を解析した．その結果，皮質咀嚼野単一刺激に対して短潜時の順行性スパイク応答を示す延髄網様体ニューロンのあるものは，皮質咀嚼野連続刺激に対して，リズミカルな顎運動の開口相に一致してリズミカルな群発活動を示すことが見出された[34,35]（図5A）．この群発発射が顎運動によって誘発されたリズミカルな求心性インパルスによるものでないことを確かめるために，非動化ネコを用いて皮質咀嚼野連続刺激の効果を検索した．その結果，皮質咀嚼野連続刺激によって閉口筋ならびに開口筋運動ニューロンに誘発されるリズミカルな活動を反映する，それぞれの運動ニューロンプールのリズミカルな細胞外電位と同期した群発活動を示す延髄網様体ニューロンが見出された（図5B）．これらのニューロンは皮質咀嚼野単一刺激に対して短潜時のスパイクで応答し，そのなかのあるニューロンの自発性スパイクで閉口筋および開口筋運動ニューロンプールの細胞外電位を加算平均することにより，単シナプス性の潜時で，前者の陽性電位あるいは後者の陰性電位のいずれかが検出された．したがって，延髄網様体に存在して，皮質咀嚼野から興奮性入力を受け，閉口筋運動ニューロンに投射する抑制性 premotor neuron および開口筋運動ニューロンに投射する興奮性 premotor neuron は，皮質咀嚼野連続刺激により誘

発される閉口筋運動ニューロンのリズミカルな抑制および開口筋運動ニューロンのリズミカルな興奮の出現に関与していると結論される[34,35]（図4B）．

これと同様に，ネコ皮質咀嚼野単一刺激に対して順行性スパイク，舌下神経核刺激に対して逆行性スパイクで応答することから，舌下神経運動ニューロンに投射する興奮性premotor neuronと想定される延髄網様体ニューロンのなかには，皮質咀嚼野連続刺激に対して，舌下神経のリズミカルな群発活動に同期したリズミカルな群発発射を示すものがある．これらのpremotor neuronは，皮質咀嚼野連続刺激による舌下神経運動ニューロンのリズミカルな興奮の誘発に関与していると想定される[37]．

3. 咀嚼リズム形成における閉口筋運動ニューロンのリズミカルな抑制の役割

皮質咀嚼野連続刺激により閉口筋運動ニューロンに誘発される咀嚼リズムは興奮相と抑制相とのリズミカルな交代性出現から成るのに対して，開口筋運動ニューロンの咀嚼リズムは興奮相のみのリズミカルな出現から成ること[15〜17]については，すでに述べたが（図4B），一体，閉口筋運動ニューロンのこの抑制相は，皮質刺激によるこの運動ニューロンの咀嚼リズム形成に不可欠な過程なのであろうか．

皮質咀嚼野ならびに延髄網様体の単一刺激による閉口筋運動ニューロンの初期抑制は，ストリキニンにより遮断されて促通に反転するが，後期抑制は影響を受けないかむしろ促通される[27,28]．ストリキニンの静脈内投与によって，皮質咀嚼野および下歯槽神経刺激により誘発される閉口筋運動ニューロンの初期IPSP[24,38]が脱分極電位に反転し，これら刺激による咬筋運動ニューロンの初期抑制が完全に消失したのちも，皮質咀嚼野連続刺激による咬筋神経のリズミカルな遠心性発射活動は残存する．この場合，咀嚼リズムの周期は短縮する傾向を示し，咬筋神経の群発発射の振幅の増大ならびに持続の延長が認められたが，前顎二腹筋神経の遠心性群発発射活動には著変は認められなかった．したがって，ストリキニン感受性の抑制過程は，皮質咀嚼野刺激による咀嚼リズム形成において不可欠ではないと結論される[39]．

しかし，ストリキニン投与後，さらに橋と延髄との境界レベルで脳幹を切断すると，皮質咀嚼野連続刺激による咀嚼リズムは消失する[39]．この結果は，皮質性の咀嚼リズム形成において延髄が必須であることを示すとともに，ストリキニン非感受性の閉口筋運動ニューロンの抑制機構が延髄に存在して，これが咀嚼リズム形成に関与していることを示唆するものである．

ストリキニン投与後に，皮質咀嚼野連続刺激の閉口筋運動ニューロンに対する効果を検索すると，投与前と同じく，実際に興奮相（EPSP）と抑制相（IPSP）とのリズミカルな交代性出現が認められた[39]．そして，このIPSPの振幅は，投与前より減少する傾向があった．したがって，閉口筋運動ニューロンのリズミカルな抑制相には，ストリキニン感受性ならびに非感受性の両方の抑制過程の関与が想定される．

そこで，これら両方の抑制を遮断することが知られているtetanus toxin[40]をネコの一側の咬筋に注入し，咬筋運動ニューロンに対する皮質咀嚼野ならびに下歯槽神経の単一刺激による抑制が遮断されたことを確認したのち，皮質咀嚼野連続刺激を行った．その結果，tetanus toxinの注入側ならびに反対側の前顎二腹筋および注入と反対側の咬筋にはリズミカルな活動が誘発され，これら開口筋と閉口筋との活動は相反性に出現したが，tetanus toxinを注入した咬筋には持続性の活動が出現するだけで，リズミカルな群発は出現しなかった[41]．したがって，閉口筋運動ニューロンに投射する抑制性premotor neuronのリズミカルな群発活動により誘発されるリズミカルな抑制相は，皮質咀嚼野連続刺激による閉口筋運動ニューロンのリズミカルな活動形成に不可欠の役割を果たしていると考えられる．この結果は，咀嚼リズム発生器の出力の内容について，重大な可能性を示唆している．すなわち，咀嚼リズム発生器は，開口筋運動ニューロンにはリズミカルな興奮を起こす出力を送っているが，閉口筋運動ニューロンには興奮性出力と抑制性出力を交互にリズミカル

に送るのではなく，リズミカルな抑制性出力だけを送っている可能性である．皮質咀嚼野連続刺激は，延髄に位置する咀嚼リズム発生器を介さず，橋以上の部位を経由して閉口筋運動ニューロンに持続性興奮性入力を送り，これと同時に活性化された咀嚼リズム発生器から閉口筋運動ニューロンへリズミカルな抑制性インパルスが送られ，これにより閉口筋運動ニューロンの持続的興奮がリズミカルな抑制を受け，その結果として，興奮相と抑制相とがリズミカルに交代性に出現するというリズム形成機構が考えられる．

4. 実際の咀嚼運動の遂行における延髄網様体ニューロンの役割

これまで述べてきたように，ネコにおける急性実験の結果から，皮質咀嚼野連続刺激による咀嚼リズムの形成において，延髄網様体ニューロンが必須の役割を演ずることが明らかにされた．しかし，このようなモデル実験の状況下だけでなく，食物を摂取するための実際の咀嚼運動のパタン形成においても，延髄網様体ニューロンは本質的役割を果たしているのであろうか．

この点を明らかにする目的で，あらかじめ慢性実験用の処置を施した無麻酔ネコの頭部を無痛的に定位固定装置に固定し，顎運動と咀嚼筋筋電図を記録しつつ，食物摂取時に延髄網様体から単一ニューロン活動を導出し，その発射パタンと咀嚼運動のパラメータとの相関ならびにこれらのニューロンの咀嚼筋運動ニューロンへの投射様式を解析した[42,43]．その結果，咀嚼運動に一致したリズミカルな群発活動を示すニューロンが，延髄網様体内側部に見出された．これらのニューロンの大多数で，群発発射は，各咀嚼ストロークの閉口位から最大開口位までの開口運動相に出現し（opening type），最大開口位から閉口位までの閉口運動相に群発を示すもの（closing type）は少数に過ぎなかった．

opening type のニューロンは，自発性開口運動時には高頻度で発射する多数のスパイクから成る群発活動を示した（図6A，B）が，他動的顎運動においては，たとえその大きさと速度が自発性顎運動と同じでも，スパイク発射はまったくあるいはほとんど認められなかった（図6C）．したがって，これらのニューロンの群発発射は，リズミカルな顎運動によって誘発された求心性インパルスによる二次的結果ではなく，咀嚼運動の発現および遂行の中枢司令に関係するニューロン活動であると想定される．実際に，opening type のニューロンの自発性スパイクで閉口筋および開口筋の筋電図の整流波形を加算平均することにより，これらのニューロンのなかに，閉口筋運動ニューロンへ投射する抑制性 premotor neuron ならびに開口筋運動ニューロンへ投射する興奮性 premotor neuron が見出されている．これに対して，closing type のニューロンでは，閉口筋および開口筋運動ニューロンのいずれに投射する premotor neuron も見出されなかった．

opening type のニューロンには，瞬時発射頻度と開口相における下顎の運動速度，閉口位からの偏位量あるいはこれら両者と正の相関を示すものが多数存在し，また，各群発に含まれるスパイク数やスパイク発射の最高頻度と最大開口位との間に正の相関を示すものもあった．これに対して，closing type のニューロンでは，瞬時発射頻度と閉口相における下顎の運動速度あるいは閉口位からの偏位量と正の相関を示すものが少数見出されたが，この type のニューロンの大多数は，口腔内の食物による機械受容器の刺激によって誘発された求心性インパルスに強く依存すると考えられる発射活動を示した．

これらの結果から，延髄網様体ニューロンは，顎運動の大きさおよび速度のコントロールや口腔内の食物の位置および性状に関する感覚情報の受容と伝達とに関与することにより，実際の咀嚼運動のパタン形成に重要な役割を果たしていると想定される．

5. 延髄網様体の抑制性 premotor neuron の機能分化

咀嚼運動ならびに睡眠に関連して，これまでに閉口筋運動ニューロンの2種類の中枢性抑制が報告されている．1つは咀嚼運動の開口相における相動性抑制であり[17,18]，他方は REM 睡眠時における持続性抑制である[44,45]．

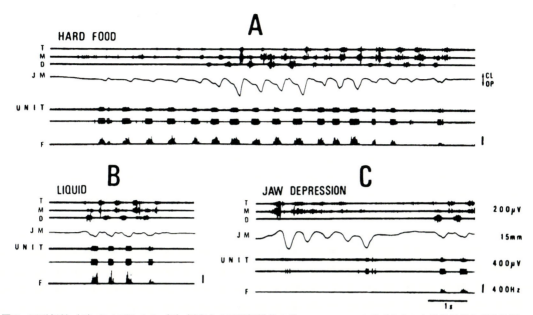

図6 固形飼料（A）およびミルク（B）摂取中の延髄網様体の単一ニューロンのリズミカルな群発活動と受動的開口に対する応答（C）
A-Cにおいて，記録は上から順に，側頭筋（T），咬筋（M），前顎二腹筋（D）の筋電図；下顎の正中面上の運動軌跡（JM），下方が開口を示す；延髄網様ニューロンのスパイクの生まの記録（UNIT），下方が陰性の振れを示す；スパイクの発射時点；スパイクの瞬時発射頻度（F）を表す．Cの左側半分にみられるリズミカルな開口運動は受動的運動であるのに対して，右端の2回の開口運動は，前顎二腹筋の筋電図活動によって示されるように，自発性運動である

すでに述べたように，閉口筋運動ニューロンに投射する抑制性premotor neuronがネコの延髄網様体に存在し，閉口筋運動ニューロンの2種類の中枢性抑制に対応して，これらの抑制性premotor neuronでは2種類の発射パタンが報告されている．1つは咀嚼運動の開口相に一致する群発活動であり[42,43]，他方はREM睡眠時の持続性発射活動であり，発射頻度はNREM睡眠および安静覚醒時よりも著しく高い[46]．

そこで，これら2種類の中枢性抑制が延髄網様体の同一の抑制性premotor neuronのグループによって誘発されるのか，あるいはそれぞれ別個のグループによって誘発されるのかを解析する目的で，無麻酔慢性ネコを用いて，咀嚼運動時にリズミカルな群発発射を示す延髄網様体の単一ニューロン活動を記録し，睡眠・覚醒時におけるこれらのニューロンの発射パタンを検索した[47]．その結果，咀嚼運動時にリズミカルな群発活動を示す延髄網様体ニューロンは，閉口筋運動ニューロンへ投射する抑制性premotor neuronを含めて，すべて食物摂取中に最高の平均発射頻度を示し，REM睡眠に一致して持続性発射活動を示したものは皆無であった．したがって，閉口筋運動ニューロンへ投射する延髄網様体の抑制性premotor neuronには機能分化があり，上記の2種類の抑制はそれぞれ別個の抑制性premotor neuronのグループによって誘発されると想定される．

V. 咀嚼運動中の皮質咀嚼野の単一ニューロン活動

皮質咀嚼野の咀嚼運動の開始ならびに遂行への関与は，各種の動物において，刺激によって咀嚼運動によく似たパタンの顎・舌のリズミカルな協調運動が誘発されることから想定される．この想定は，サルの皮質咀嚼野の破壊直後数日間摂食行動が不可能になることからも支持される[48]．また，

サルの皮質咀嚼野から咀嚼運動中の単一ニューロン活動の記録が行われ，各咀嚼ストロークに一致して発射頻度をリズミカルに変調させ，咀嚼ストロークの特定の位相で最高の発射頻度あるいは群発活動を示すニューロンや，一連の咀嚼ストロークの間中発射頻度の持続的上昇を示すニューロンが見出されている[49]．しかし，この研究では，発射パタンと咀嚼運動の時間的・空間的パタンとの対応関係は定性的記載にとどまっていた．

そこで，発射パタンと咀嚼運動パタンとの相関を定量的に解析して，皮質咀嚼野ニューロンの役割を明らかにすることを目的として，無麻酔ネコの咀嚼運動中に皮質咀嚼野の単一ニューロン活動を記録した結果，咀嚼時の顎運動と何らかの相関を持つ発射活動を示すニューロンが見出された[50〜52]．これらのニューロンはいずれも錐体路ニューロンではなく，発射パタンから，一連の咀嚼ストロークの出現と時間的に一致して発射頻度を持続性に変えるもの（non-phasic group）と，顎運動と同期して発射頻度をリズミカルに変調させるもの（phasic group）との2群に分かれた．

non-phasic group のニューロンは，発射頻度を低下させた1例を除く全例で，一連の咀嚼ストロークに一致して持続性に頻度を上昇させた．この発射頻度の上昇は，最初の咀嚼ストロークの開始に 500〜1,000ms 先行して出現し，顎運動の二次的結果ではないことが想定される．さらに，発射頻度の上昇は，食物摂取時のリズミカルな顎運動の開始には先行して出現したが，食物を口腔中に含まない場合のリズミカルな顎運動の開始よりは遅れて出現した．随意運動の司令が形成される部位として最近提唱されている補足運動野[53]を中心とする大脳皮質の領域で，随意運動の司令形成の皮質内過程を反映すると想定される運動準備電位[54]が，腕や指の随意運動の開始に約 1,000ms 先行して出現することが報告されている[54〜56]．このことを考慮に入れると，皮質咀嚼野の non-phasic group のニューロンは，脳幹の咀嚼リズム発生器に持続性のインパルスを送ることによってこれを活性化し，食物摂取のための咀嚼運動の開始および遂行に関与すると想定される．

phasic group のニューロンには，各咀嚼ストロークの開口運動相に群発活動を示すもの（opening type）および閉口運動相に群発活動を示すもの（closing type）があった．

opening type のニューロンでは，発射頻度が開口相の下顎の運動速度や閉口位からの偏位量と正の相関を示すものが多かったが，閉口相の下顎の運動速度と負の相関，偏位量とは正あるいは負の相関を示すものもあった．また，closing type のニューロンには，発射頻度が開口運動相の下顎の運動速度と負の相関を示すものや，閉口運動相の下顎の偏位量との間に正あるいは負の相関を示すものなどがあった．これらの phasic group のニューロンは，咀嚼時の顎運動のパタンのコントロールや顎と舌との協調運動に関与する可能性が考えられる．

VI．むすび

12年前本誌に総説を執筆する機会を与えられた折に，筆者は，咀嚼運動の中枢ニューロン機構を明らかにするためには「顎運動機構のハードウエアとしてのニューロン回路の多くの解析がなされなければならないが，それと同時に，これらのニューロン回路が咀嚼運動に関連してどのように活動するかという作動様式の解析がなされなければならない．この両面の研究の進歩によってはじめて，咀嚼運動の神経機構が明らかにされるであろう」[57]と述べた．われわれの研究室では，このような基本的な考えに沿って咀嚼運動をコントロールする中枢ニューロン機構の解析に取り組み，その結果として，本稿で紹介したようにいくつかの基本的問題に解答を与えることができた．

そこで最後に，当面するいくつかの主要な問題に触れてしめくくりとしたい．

まず，咀嚼リズムの中枢性形成については，咀嚼リズム発生器の局在とその内部における神経情報の流れの道筋，いいかえれば静的ニューロン回路の解析は進んだが，これらのニューロン間のいかなる相互作用によってリズムが発生するかというリズム形成の本質的問題がつぎに控えている．

つぎに，実際の咀嚼運動において，中枢神経系

は，口腔内の食物や顎・舌運動によって顎・口腔・顔面領域に誘発される感覚情報を絶えず受容して，時々刻々食物の性状に適した顎の位置と運動速度，咬合力などを規定する司令を出して，咀嚼運動をコントロールしていることを示唆する知見が少なくない．このような司令情報のなかで，咀嚼リズムを規定する信号は基本的には脳幹の咀嚼リズム発生器で形成されることは明らかにされたが，咀嚼運動のその他各種のパラメータを規定して実際の咀嚼運動パタンを形成するための司令が，脳のどの部位で，ニューロンのどのような相互作用によって形成されるかという問題はいまだまったく不明である．

また，咀嚼運動を遂行する顎・舌・顔面の諸筋の活動を協調させ，統合された咀嚼運動のパタンを形成する中枢ニューロン機構も謎につつまれたままである．

さらに，咀嚼運動の最適なパタンの形成および遂行のための司令信号をかたちづくる上で，中枢神経系が末梢からの感覚情報を，どの部位でどのように処理して利用しているかという大問題も解決が待たれている．

さらにまた，咀嚼運動をコントロールする中枢ニューロン機構が，生後どのような過程を経て完成するかという咀嚼機構の発育の分野は，いまだほとんど未開拓である．哺乳動物の摂食行動の生後発達の特徴である吸啜運動から咀嚼運動への転換の機構は，当面する魅惑的で重要な課題である．

これまでのわれわれの研究が辿ってきた道筋を振り返ると感慨も一入であるが，それと同時に，これらの山積する大問題を抱えている現状をみるにつけ，咀嚼運動の中枢ニューロン機構の解明に向けてやっと一里塚に到着し得た段階に過ぎないことが痛感される．12年前われわれの研究の出発に当たって，筆者は「咀嚼運動に関与する中枢神経系のニューロン回路の網の目が解きほぐされて，この回路内のインパルスの流れによって顎運動が発現するありさまを目でみるのが，筆者の夢である」[57]と述べた．この夢の実現される日が一日も早いことを期待して筆を措く．

文　献

1) Hiiemae, K.M.: Mammalian mastication: a review of the activity of the jaw muscles and the movements they produce in chewing. In: P.M. Butler and K.A. Joyset Eds.), Deve-lopment, Function and Evolution of Teeth. London, 1978, Academic Press, 359-398.
2) Nakamura, Y., Takatori, M., Kubo, Y., Nozaki, S. and Enomoto, S.: Masticatory rhythm for-mation—facts and a hypothesis. In: M. Ito, N. Tsukahara, K. Kubota and K. Yagi Eds.), Integrative Control Function of the Brain. Vol. II. Tokyo/Amsterdam, 1979. Kodansha Scientific/Elsevier, 321-331.
3) Luschei, E.S. and Goldberg, L.J.: Neuralme-chanisms of mandibular control: mastication and voluntary biting. In: V.B. Brooks Ed.), Handbook of Physiology. Section 1, Vol. II. Bethesda, 1981, The American Physiological Society, 1237-1274.
4) Dellow, P.G. and Lund, J.P.: Evidence for central timing of rhythmical mastication. J. Physiol. Lond.) **215**: 1-13, 1971.
5) Nakamura, Y., Kubo, Y., Nozaki, S. and Taka-tori, M.: Cortically induced masticatory rhythm and its modification by tonic peripheral inputs in immobilized cats. Bull. Tokyo Med. Dent. Univ. **23**: 101-107, 1976.
6) Lund, J.P. and Dellow, P.G.: The influence of interactive stimuli on rhythmical masticatory movements in rabbits. Arch. oral Biol. **16**: 215-223, 1971.
7) Nozaki, S., Iriki, A. and Nakamura, Y.: Localization of the masticatory rhythm gene-rator in the lower brain stem of the guinea pig. Neurosci. Lett. Suppl. **13**: S83, 1983.
8) Rössner, W.: Stereotaktischer Hirnatlas vom Meerschweinchen. Lochham bei München, 1965, Palla Verlag.
9) Iriki, A. Nozaki, S. and Nakamura, Y.: Neurons relaying cortical input to masticatory rhythm generator in guinea pig. J. Physiol. Soc. Japan **46**: 380, 1984.
10) Patton, H.D. and Amassian, V.E.: Single- and multiunit analysis of cortical stage of pyra-midal tract activation. J. Neurophysiol. **17**: 345-363, 1954.
11) 入来篤史，野崎修一，中村嘉男：咀嚼リズム形成に関与する巨大細胞網様核ニューロン．歯基礎誌 **26**（補冊）：358，1984.
12) Nozaki, S., Iriki, A., Kurasawa, I. and Naka-mura, Y.: Premotor neurons responsible for cortically induced rhythmical trigeminal moto-neuron activity. J. dent. Res. 1985, in press.
13) Nozaki, S., Iriki, A., Kurasawa, I. and Naka-mura, Y.: Input-output properties of neurons in the dorsal part of the nucleus reticularis paragigantocellularis and in the nucleus reticu laris gigantocellularis in relation to the cort-ically induced rhythmical jaw movement in the guinea pig. Neurosci. Res., 1985, in press.

14) Petrovicky, P.: A comparative study of the reticular formation of the guinea pig. J. comp. Neurol. **128**: 85-108, 1966.
15) Nozaki, S., Iriki, A. and Nakamura, Y.: Bila-teral independence of the masticatory rhythm generator in the guinea pig. Neurosci. Lett. Suppl. **17**: S143, 1984.
16) Nakamura, Y. and Kubo, Y.: Masticatoryrhythm in intracellular potential of trigeminal mot-oneurons induced by orbital cortex and amyg-dala in cats. Brain Res. **148**: 504-509, 1978.
17) 久保吉廣：三叉神経運動ニューロンの咀嚼リズムの細胞内記録法による解析．口病誌 **20**：144-153, 1978.
18) Kubo, Y., Enomoto, S. and Nakamura, Y.: Synaptic basis of orbital cortically induced rhythmical masticatory activity of trigeminal motoneurons in immobilized cats. Brain Res. **230**: 97-110, 1981.
19) Sahara, Y., Katoh, M. and Nakamura, Y.: Na-ture of cortically induced rhythmical mas-ticatory activity of hypoglossal motoneurons in cats. J. Physiol. Soc. Japan **45**: 428, 1983.
20) 佐原資謹, 加藤正衛, 橋本信行, 中村嘉男：大脳皮質刺激により舌下神経運動ニューロンに誘発されるリズミカルな活動のシナプス機構．歯基礎誌 **25**（抄録集）：48, 1983.
21) 佐原資謹：ネコ大脳皮質刺激による舌下神経運動ニューロンのリズミカルな活動のシナプス機構．口病誌 **51**：656-666, 1984.
22) Cody, W.J., Harrison, L.M. and Taylor, A.: Analysis of activity of muscle spindles of the jaw-closing muscles during normal movements in the cat. J. Physiol. Lond.) **23**: 565-582, 1975.
23) Hosokawa, H.: Proprioceptive innervation of striated muscle in the territory of the cranial nerves. Texas Rep. Biol. Med. **19**: 405-464, 1961.
24) Nakamura, Y., Goldberg, L.J. and Clemente, C.D.: Nature of suppression of the masseteric monosynaptic reflex induced by stimulation of the orbital gyrus of cat. Brain Res. **6**: 184-198, 1967.
25) Nakamura, Y., Katoh, M., Enomoto, S. and Hiraba, K.: Neural pathway involved in the excitation of motoneurones to jaw-opening mus-cles by stimulation of the orbital cerebral cortex in the cat. Arch. oral Biol. **27**: 283-287, 1982.
26) 加藤正衛：三叉神経運動ニューロンに対する大脳皮質性制御に関与する神経路ならびにそのシナプス機構．口病誌 **49**：580-590, 1982.
27) 高取眞史：三叉神経運動ニューロンにたいする延髄網様体性制御．歯基礎誌 **19**：176-185, 1977.
28) Takatori, M., Nozaki, S. and Nakamura, Y.: Control of trigeminal motoneurons exerted from bulbar reticular formation in the cat. Exp. Neurol. **72**: 122-140, 1981.
29) Katoh, M., Enomoto, S., Hiraba, K. and Naka-mura, Y.: Non-reciprocal monosynaptic exci-tation of trigeminal motoneurons evoked by stimulation of the pontine retic-ular formation of the cat J. Physiol. Soc. Japan **43**: 307, 1981.
30) 野崎修一：三叉神経運動ニューロンの大脳皮質性制御に関与する延髄網様体ニューロンの入出力様式．歯基礎誌 **20**：451-461, 1978.
31) Nozaki, S., Enomoto, S. and Nakamura, Y.: Identification and input-output properties of bulbar reticular neurons involved in the cere-bral cortical control of trigeminal motoneurons in cats. Exp. Brain Res. **49**: 363-372, 1983.
32) Katoh, M., Taira, M., Katakura, N. and Naka-mura, Y.: Cortically induced effects on tri-geminal motoneurons after transection of the brain stem at the pontobulbar junction of the cat. Neurosci. Lett. **33**: 141-146, 1982.
33) 中村嘉男：Spike-triggered Averaging 法—咀嚼運動の中枢ニューロン機構研究への相関解析法の応用．口病誌 **49**：195, 1982.
34) Nakamura, Y., Enomoto, S. and Kato, M.: The role of medial bulbar reticular neurons in the orbtial cortically induced masticatory rhythm in cats. Brain Res. **202**: 207-212, 1980.
35) 榎本純男：大脳皮質刺激による咀嚼リズムの中枢性形成における内側延髄網様体ニューロンの役割．口病誌 **49**：18-32, 1982.
36) 橋本信行, 佐原資謹, 中村嘉男：舌下神経核に投射する premotor neuron の局在．歯基礎誌 **26**（補冊）：357, 1984.
37) Sahara, Y. and Hashimoto, N.: Localization of premotor neurons projecting to the hypoglossal nucleus and their response to stimulation of the cortical masticatory area in the cat. Neu-rosci. Res. 1985, in press.
38) Kidokoro, Y., Kubota, K., Shuto, S. and Sumino, R.: Reflex organization of cat masticatory muscles. J. Neurophysiol. **31**: 696-708, 1968.
39) 砂田武臣, 榎本純男, 片倉伸郎, 中村嘉男：閉口筋運動ニューロンに投射する延髄網様体ニューロンの咀嚼リズム形成における役割．歯基礎誌 **26**（補冊）：356, 1984.
40) Mellanby, J. and Green, J.: How does tetanus toxin act? Neurosci. **6**: 281-300, 1981.
41) Enomoto, S., Sunada, T., Hirose, Y. and Naka-mura, Y.: Role of inhibitory inputs to jaw closer motoneurons in cortical induction of the rhythmical masticatory activity in the cat. J. Physiol. Soc. Japan, 1985, in press.
42) Nakamura, Y., Hiraba, K., Enomoto, S. and Sahara, Y.: Bulbar reticular unit activity during food ingestion in the cat. Brain Res. 253: 312-316, 1982.
43) 平場勝成：咀嚼運動中の延髄網様体ニューロンの活動様式—下顎運動および咀嚼筋筋電図との相関—．口病誌 **50**：516-532, 1983.
44) Nakamura, Y., Goldberg, L.J. and Chandler, S.H. and Chase, M.H.: Intracellular analysis of trigeminal moto-neuron activity during sleep in the cat. Science **199**: 204-207, 1978.
45) Chandler, S.H., Chase, M.H. and Nakamura, Y.: Intracel-lular analysis of synaptic mecha-nisms cotrolling trigem-

inal motoneuron activi-ty during sleep and wakefulness. J. Neuro-physiol. **44**：359-371, 1980.
46) Chase, M.H., Enomoto, S., Hiraba, K., Katoh, M., Nakamura, Y., Sahara, Y. and Taira, M.: Role of medullary reticular neurons in the inhibition of trigeminal motoneurons during active sleep. Exp. Neurol. **84**：364-373, 1984.
47) Nakamura, Y., Hiraba, K., Taira, M., Sahara, Y., Enomoto, S., Katoh, M. and Iriki, A.: Activity during active sleep of bulbar reticular neurons firing rhythmically during mastication in cats. Exp. Neurol. **85**：178-186, 1984.
48) Larson, C.R., Byrd, K.E., Garthwaite, C.R. and Luschei, E.S.: Alterations in the pattern of mastication after ablations of the lateral precentral cortex in rhesus macaques. Exp. Neurol. **70**：638-651, 1980.
49) Lund, J.P. and Lamarre, Y.: Activity of neu-rons in the lower precentral cortex during voluntary and rhythmical jaw movements in the monkey. Exp. Brain Res. **19**：282-299, 1974.
50) Taira, M., Hiraba, K. and Nakamura, Y.: Single unit activity in orbital gyrus during food ingestion in cats. J. Physiol. Soc. Japan **46**：405, 1984.
51) 泰羅雅登：咀嚼運動中のネコ大脳皮質咀嚼野単一ニューロンの活動様式. 口病誌 **51**：641-655, 1984.
52) Taira, M., Katayama, T. and Nakamura, Y.: Projection pattern of neurons in the cortical masticatory area and its vicinity firing in correlation with masticatory movements in the cat. J. Physiol. Soc. Japan, 1985, in press.
53) Eccles, J.C.: The initiation of voluntary movements by the supplementary motor area. Arch. Psychiat. Nervenkr. **231**：423-441, 1982.
54) Deecke, L., Scheid, P. and Kornhuber, H.H.: Distribution of readiness potential, pre-motion positivity and motor potential of the human cerebral cortex preceding voluntary finger movements. Exp. Brain Res. **7**：158-168, 1969.
55) Gemba, H., Sasaki, K. and Hashimoto, S.: Distribution of premovement slow cortical po-tentials associated with self-paced movements in monkeys. Neurosci. Lett. **20**：159-163, 1980.
56) 佐々木和夫：運動関連電位と随意運動. 神経研究の神歩 **28**：123-137, 1984.
57) 中村嘉男：咀嚼筋からの求心性インパルスによる顎および舌運動の神経機構. 口病誌1-16, 1973.

解説

梅﨑俊郎（国際医療福祉大学，福岡山王病院音声嚥下センター）

　咀嚼と嚥下運動は密接な関係にあるが，嚥下には必ずしも咀嚼（顎リズム運動）を伴わず，嚥下単独でも容易に誘発できること，また，これまでに咀嚼の顎リズム運動発生ニューロンと嚥下のパターン形成にかかわる共通のニューロンが見出されたことはなく，それぞれの運動が異なる神経機構によって発現されていると解されている．しかしながら，このことは嚥下と咀嚼を同時にモニターした研究がなかったためと邪推することも可能である．この総説の図5ではネコ延髄網様体の非呼吸性ニューロンが皮質咀嚼領域の連続刺激により顎リズム運動に同期した周期性の活動をとらえたものである．哺乳動物を用いたこのようなpreparationは今日極めて困難なものになっているが，この実験で上喉頭神経刺激を加えて嚥下を誘発しこのニューロンの反応をみてみたかったものである．条件によっては，顎リズム形成と嚥下のパターン形成の両方にまたがる細胞があるいは捉えられた可能性も否定できない．嚥下と咀嚼には中枢メカニズムにおいても類似点があるが，今日の知見では似て非なるものといわざるを得ない．表は解説の筆者がこれら2つのパターン形成器の特徴を対比したものである．

　この解説の筆者らが嚥下中枢の研究を開始した頃，わが国には大きく2つの咀嚼の中枢メカニズムを研究するグループが存在していた．1つは，この中村嘉男教授率いる東京医科歯科大学口腔生理グループであり，もう一方は九州大学歯学部口腔生理の太田雅博教授グループであったと記憶している．これら2つの研究グループは切磋琢磨しながら，参考文献をみて頂ければわかる通り国際的にも最先端の研究を展開されていたに違いない．深く知りたい読者の方は参考文献を英文原著で読まれることをお勧めする．

表　嚥下のCPG※ v.s. 咀嚼のリズム generator

	嚥下のCPG	咀嚼のパタン形成器
部位	延髄（小細胞性）網様体	延髄（巨大細胞性）網様体
誘発する主要経路	末梢（上喉頭神経，舌咽神経）より孤束核を介して	皮質延髄路
出力パターンの周期性	単発で完結．繰り返し嚥下もあるが必須ではない．	リズム運動（周期的リズム活動）
出力パターンの特性	ステレオタイプ	条件によりフレキシブル

※ central pattern generator（CPG）

　この総説の締めに，「咀嚼運動に関与する中枢神経系のニューロン回路の網の目が解きほぐされて，この回路内のインパルスの流れによって顎運動が発現するありさまを目で見るのが，筆者の夢である」と以前述べたことに対し，この夢の実現される日が一日も早いことを期待して筆を措く，と記されていたのが印象的である．運動パターン形成のメカニズムに関する研究は，in vitro では観察不可能なことも多く，in vivo の研究で積み残されたまだ見ぬ夢を実現化するには，新しい方法論や実験モデルの brake through が必要であろう．実験系の preparation は簡単ではないが in vitro と in vivo のいいとこどりである末梢神経付きの脳還流モデル[1] がその候補として今後大いに期待できる．

●文献
1) Bautista TG, Dutschmann M：The role of the Kölliker-Fuse nuclei in the determination of abdominal motor output in a perfused brainstem preparation of juvenile rat. Respir Physiol Neurobiol **226**：102-109, 2016.

1枚の写真

山脇正永 ●京都府立医科大学大学院総合医療・医学教育学

検討症例

症例提示
1. MRI画像上病変はどこでしょうか
2. どのような症状を認めるでしょうか
3. その予後はどうでしょうか

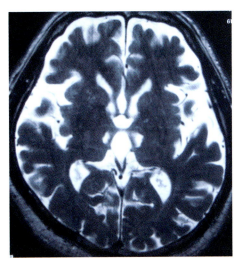

図

　72歳男性．前日昼より急に傾眠傾向となりしゃべらなくなり，当日午後に歩けなくなって救急受診となりました．高血圧にて降圧薬内服中．身体所見としては，傾眠傾向，構音障害，眼球運動障害を認めました．脳MRI T2強調画像を示します．

解答 top of the basilar 症候群

1. 傍正中視床動脈領域の脳梗塞で両側視床部位の病変を認めます（図矢印）．この部分は脳底動脈先端から分岐する動脈である傍正中視床動脈により主として還流されます．この動脈は中脳正中から視床内側にかけて還流します．

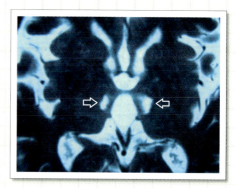

2. この動脈の脳梗塞は「top of the basilar 症候群」として知られています[1,2]．脳底動脈の先端（後大脳動脈側）と先端から 1/3 の部分の障害とされます．リスクファクターとしては，高血圧，糖尿病，肥満，高ホモシスチン血症，アルコール摂取があります．この血管部位の障害は① 視野欠損，② 垂直性眼球運動障害，③ 意識障害・行動異常，④ 四肢の感覚障害，⑤ 構音障害等を認めます．特にこの症候群で特徴的なのは，③ で無動性無言（傾眠傾向，無欲様症状，注意力低下）および幻覚症状が出現することです．構音障害を伴う場合はいわゆる thick speech となります．意識障害と構音障害を初期症状とする脳梗塞では忘れてはいけない病態です．

3. 傍正中視床動脈は脳底動脈の先端であり，脳底動脈の還流異常を疑います．脳底動脈は延髄・脳幹から小脳・後頭葉を支配する動脈でその障害による症状は多彩であり，四肢の明らかな運動麻痺をきたさずに，視覚症状，眼球運動障害，精神症状等をきたします．脳底動脈脳梗塞はいわゆる Progressive Stroke（進行性脳梗塞）となることがあり，「top of the basilar 症候群」症状が脳幹梗塞の初期症状であることもあります[3]．また，急性を脱した「top of the basilar 症候群」場合は，回復がよいことも多くありますので，長期的なリハビリテーションが必要となります．

● 文献
1) Segarra JM：Cerebral vascular disease and behavior：The syndrome of the mesencephalic artery. Arch Neurol **22**：408-418, 1970.
2) Caplan LR："Top of the basilar" syndrome. Neurology **30**：72-79, 1980.
3) Ray S：Basilar artery ischemic syndromes. J Neurol Stroke 700261, 2017.

BOOK REVIEW 書評

『脳卒中の摂食嚥下障害』第3版

藤島一郎, 谷口 洋／著

B5版／400ページ／定価6,264円（本体5,800円＋税）
2017年／医歯薬出版株式会社

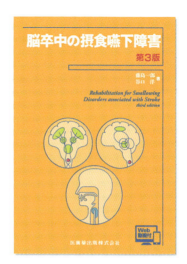

　『脳卒中の摂食・嚥下障害』初版が刊行されたのは1993年であり，現浜松市リハビリテーション病院病院長の藤島一郎先生が，脳卒中による嚥下障害患者に対する主にリハビリテーションについてまとめたものである．当時としては画期的な内容の本であり，私も随分と参考にさせていただいた．本書はその第3版ということになるが，内容は嚥下リハビリテーションはもとより，嚥下と呼吸の神経制御機構，嚥下造影検査や嚥下内視鏡検査をはじめとする嚥下機能検査，薬物療法と外科的治療，摂食嚥下障害と臨床倫理，なども含めて嚥下障害診療にかかわるすべての分野が網羅されている．特に，摂食嚥下障害にかかわる倫理の問題を取り上げた書籍は，小生の知る限り初めてである．

　本書では表やイラスト・写真などがふんだんに取り入れられていて，大変理解しやすい構成になっている．また，第9章には実際の嚥下障害症例が30例近く提示され，それぞれについて筆者らがどのように対応したかが具体的に述べられている．さらに，本書に関連したweb動画をPCやスマートフォンで視聴することもできるようになっている．嚥下障害診療にこれから取り組もうとする方ばかりでなく，長く嚥下障害診療にかかわっているが最新の知見を学びたいと考えている医療者にとっても参考になるに違いない．是非手元に置いておきたい1冊である．

（高知大学医学部耳鼻咽喉科
兵頭政光）

『摂食嚥下リハビリテーション』第3版

監修：才藤栄一，植田耕一郎　　編集：出江紳一，鎌倉やよい，熊倉勇美，弘中祥司，藤島一郎，松尾浩一郎，山田好秋

A4変型判／400ページ／定価8,208円（本体8,000円＋税）
2016年／医歯薬出版株式会社

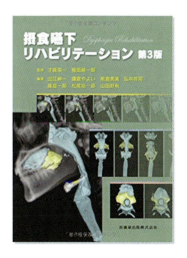

　極めて内容の濃い大部な書籍である．第2版も好評であったが，9年を経てほぼ全面的に改訂された．最新の知見を多数の執筆者が分担している．リハビリテーションという題になっているが，基礎的なことから手術にいたるまで知りたいことはほとんど網羅されているといっても過言ではない．

　構成は総論編，基礎編，臨床編（評価と対応の基本，疾患別の評価と対応），実践編（チームアプローチ）という構成になっている．図表もふんだんに使われており理解の助けとなっている．通読することは極めて困難で，ある程度知識がある読者向けといえよう．嚥下障害を本格的に行う臨床家にとっては必ず手元に置いておきたい．唯一残念に思うのは引用文献が巻末にまとめられているのだが，とても探しにくいことである．

（浜松市リハビリテーション病院
藤島一郎）

原 著

リハビリテーションで常食摂取が可能となった特発性輪状咽頭嚥下困難症の1例

田中　良[1], 児嶋　剛[2], 酒巻　春日[3], 堀　龍介[2],
岡上　雄介[2], 藤村真太郎[2], 大八木誠児[2], 北野　正之[2],
庄司　和彦[2]

> 特発性輪状咽頭嚥下困難症の治療として一般的に外科的治療が用いられるが，今回われわれは外科的治療を用いず，リハビリテーションにより常食摂取に至った症例を経験した．症例は73歳の男性であり，突然の高度嚥下障害を発症した．精査の結果，下咽頭での通過障害があるものの原因不明で特発性輪状咽頭嚥下困難症と診断された．リハビリテーションとして，バルーン訓練法とOE法によるチューブ嚥下訓練を実施．代償的方法として一側嚥下やリクライニング位などの姿勢調整や，頸部回旋，一回嚥下量の調整を行った．発症から54日目に常食摂取が可能となり嚥下困難は改善し自宅退院となった．その後のVFやVEで発症前と比べて著明な通過障害の改善は認めておらず，訓練により食道入口部の開大のタイミング調整やクリアランスが向上したと考えられた．輪状咽頭嚥下困難症に対する保存的治療は難治とされており，外科的治療を行う前にリハビリテーションアプローチを行うことの有効性を示唆するものと思われる．
>
> 嚥下医学　7：78-85, 2018

Key words：特発性輪状咽頭嚥下困難症，嚥下障害，リハビリテーション

はじめに

輪状咽頭嚥下困難症とは，食道入口部での通過障害によって起こる嚥下障害の総称である[1]．脳血管障害や神経・筋疾患による咽頭期障害例は二次性輪状咽頭嚥下困難症に分類され，原因不明の場合に一次性輪状咽頭嚥下困難症[1]または特発性輪状咽頭嚥下困難症と呼ばれる．

その臨床像の報告は少なく，進行例には保存療法のみでの改善は期待できないとされている[1,2]．今回われわれは，高度嚥下障害に至った症例に対し，バルーン法と間歇的口腔食道経管栄養法（intermittent oro-esophageal tube feeding：以下，OE法）の併用によるリハビリテーションを行った．その結果嚥下困難が改善し，常食摂取が可能となった．嚥下困難改善後の検査所見では改善がみられていないことから，リハビリテーションによって通過障害の改善がみられたと考えられる特発性輪状咽頭嚥下困難症の症例を経験したので報告する．

---

[1] 天理よろづ相談所病院リハビリセンター，[2] 天理よろづ相談所病院耳鼻咽喉科，[3] 天理よろづ相談所病院神経内科
別刷請求先：〒632-8552　奈良県天理市三島町200番地　天理よろづ相談所病院耳鼻咽喉科　児嶋　剛

症　例

73歳，男性．
主訴：嚥下困難．
既往歴：なし．
家族歴：特記すべきことなし．
生活歴：喫煙1日20-50本．飲酒1日焼酎3杯．
現病歴：20XX年Y月Z日，それまで普通に食事を摂取していたが，夕方に晩酌をしようとした時にお酒が飲めないことに気づき，飲み込もうとした時にむせが出現．固形物を飲み込もうとしたがうまく飲み込めず摂取が困難となり，翌日にA医療センター総合内科を受診した．明らかな感染症状はなく，頸部造影CT，頭部MRI，上部消化管内視鏡検査で異常所見は認めず，一旦経過観察となった．しかしながら，症状の改善が乏しいため，発症9日目に同A医療センター神経内科に精査目的で入院となった．診察上は嚥下障害のみであり，四肢の筋力低下など他の神経所見に異常は認められなかった．嚥下内視鏡検査（Videoendoscopic examination of swallowing：以下，VE）で声帯の動きは正常であり，梨状陥凹に唾液貯留を認めるも器質的疾患はなかった．嚥下造影検査（Videofluoroscopic examination of swallowing：以下，VF）では下咽頭部の右側で通過障害を認めた．少量の液体であれば下咽頭部〜食道入口部への左側の通過がみられていたが（図1A），軽度の誤嚥を認めていた．特発性輪状咽頭嚥下困難症のVFにて，同部後壁に特徴的に観察されるとされている[1] 輪状咽頭筋圧痕像（cricopharyngeal bar）は通過量が少なく観察されなかった（図1B）．前医入院中は増粘剤でとろみをつけた水分や栄養剤をむせながら少量ずつ摂取していた．発症11日目から経鼻経管栄養を開始し，嚥下訓練としてバルーン訓練法を実施していた．さらに，一側嚥下など姿勢調整を行うも嚥下困難であった．その後，発症24日目に原因について精査目的のため当院神経内科に転院となった．

入院時身体所見：身長170 cm．体重53 kg（通常56 kg，入院中49 kgまで減少）．
血圧110/70 mmHg．脈拍76/分．体温36.7℃．
神経学的所見：意識清明．口唇のRabbit syndrome様の不随意運動認めるが，舌の不随意運動はなし．神経伝導検査異常なし．針筋電図（舌，rt.SCM，rt.Biceps）異常なし．身体機能面異常なし．Mini Mental State Examination（MMSE）26/30点．Frontal Assessment Battery（FAB）13/18点．
検査所見：頭部MRI，脊髄MRIでは慢性虚血性変化のみであり脳血管障害認めず，輪状咽頭筋部に器質的異常はみられなかった．頭部〜体幹部CT異常なし．頸部造影CT，上部消化管内視鏡検査異常なし．血液検査所見異常なくCK値上昇なし，抗核抗体類陰性．髄液検査ではVZV/HSV陰性であった．
咽頭機能：形態，感覚，運動異常は見られず．
発声・発語機能：音声機能 G0R0B0A0S0．最大発声持続時間（以下，MPT）18秒．
摂食・嚥下機能：反復唾液飲みテスト（Repetitive saliva swallowing test：以下，RSST）15回/30秒．改定水飲みテスト（Modefied water swallow test）3点（嚥下あり，むせあり）．RSSTはベッド上端座位で行い，舌骨および喉頭隆起部の触診で唾液嚥下の確認を行い実施した．

入院後経過：入院2日目（発症25日目）からリハビリ開始となる．前医でのVFで誤嚥がみられていたことから，当面リハビリ時以外は絶飲絶食となった．栄養方法は経鼻経管栄養で行っていた．前医でも行われていたバルーン訓練法を，リハビリ時と看護師が1日計2回継続して行った．バルーン形状は球状バルーンを用い，単純引き抜き法，嚥下同期バルーン引き抜き法，間欠的拡張法を併せて行った[3]．バルーンに注入する空気量は4 cc〜8 ccとした．飲水テストで左側臥位による一側嚥下，右頸部回旋など姿勢調整を行うも，嚥下困難でありむせがみられた．唾液，痰を多量

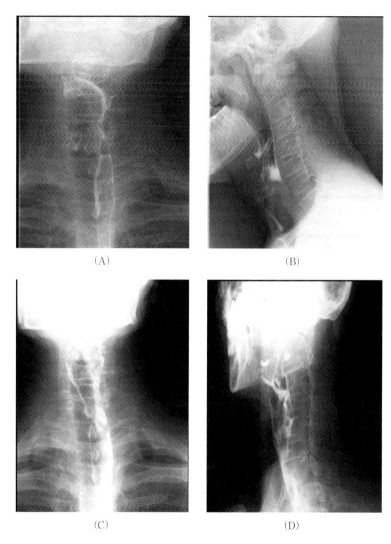

図1 嚥下造影検査所見
訓練前：(A) 正面像．(B) 側面像．
正面像では下咽頭右側で通過障害を認め，左側にわずかに通過がみられていた．側面像では著明な通過障害を認め誤嚥所見が観察される．
訓練後：(C) 正面像．(D) 側面像．
正面像では訓練前と同様，下咽頭部右側で通過障害を認め，左側の通過量の増加がみられていた．側面像では通過量の増加を認めたが cricopharyngeal bar は観察されなかった．

に喀出しており，常時ティッシュに吐き出していた．嚥下障害の重症度は Functional oral intake scale[4]（以下，FOIS）Level 1 であった（**表1**）．入院7日目の VE では喉頭蓋谷，披裂部に唾液貯留著明であったが，喉頭侵入を認めず明らかな誤嚥は認めなかった（**図2A**）．8-point penetration-aspiration scale[5]（以下，PAS）では，「1 気道に入らない」であった（**表2**）．入院10日目より嚥下訓練と在宅での使用を想定して，OE法[6] を開始．VE で少量のとろみ水が嚥下可能であったため，入院13日目より訓練時のみゼリー食開始．ゼリー食はスライス状やクラッシュ状を座位や側

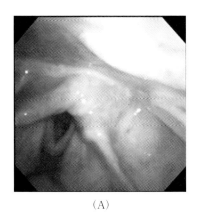 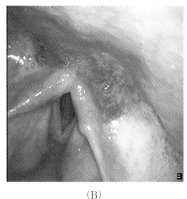

図2 嚥下内視鏡検査所見
（A）訓練前（B）訓練後
訓練の前後で大きな変化なく貯留を多量に認める．

表1 Functional oral intake scale（FOIS）

Level 1	経管栄養摂取のみ
Level 2	経管栄養と楽しみ程度の経口摂取
Level 3	経管栄養と経口栄養の併用
Level 4	一物性のみの経口栄養摂取
Level 5	特別な準備もしくは代償を必要とする複数の物性を含んだ経口栄養摂取
Level 6	特別な準備なしだが特定の制限を必要とする複数の物性を含んだ経口栄養摂取
Level 7	特に制限のない経口栄養摂取

（Crary MA, et al. 2005[4] より引用）

表2 8-point penetration-aspiration scale（PAS）

1	気道に入らない
2	声帯よりも上方の気道に入るが，気道から排出される
3	声帯よりも上方の気道に入り，気道から排出されない
4	気道に入り声帯に接するが，気道から排出される
5	気道に入り声帯に接し，気道から排出されない
6	声帯よりも下方の気道に入るが，声帯より上方まで排出される
7	声帯よりも下方の気道に入るが，むせても気道から排出されない
8	声帯よりも下方の気道に入るが，むせが生じない

（Rosenbek JC, et al. 1996[5] より引用）

臥位など姿勢調整を行いながら摂取したが，嚥下困難でありほとんど喀出した．入院17日目，30度リクライニング位で左側臥位による一側嚥下，右頸部回旋位の姿勢調整を行いとろみ水とクラッシュ状ゼリーが少量嚥下可能となるが，同日座位で嚥下すると嚥下困難であり，ほとんど喀出した（FOIS：Level 2）．入院22日目より30度リクライニング位で左側臥位による一側嚥下，右頸部回旋位の姿勢調整を行いミキサー食開始．1時間ほどかけて半量摂取可能であった（FOIS：Level 3）．一回嚥下量が多くなると，残留がありむせがみられた．入院24日目より3食経口摂取開始し，姿勢は30度リクライニング位で左側臥位による一側嚥下，右頸部回旋位の姿勢調整行い，1時間ほどかけて全量摂取できた（FOIS：Level 4）．入院27日目より嚥下困難感の訴えが少なくなり，座位で姿勢調整を行わず嚥下が可能となった．とろみのない水も少量であればムセなく摂取可能となった（FOIS：Level 6）．入院29日目より，主食が全粥，副食がきざみ食に変更となり，経鼻チューブ抜去となった．入院31日目（発症54日目）に常食となり，食事中にむせこみ等無くなり，20分程度で全量摂取可能となった（FOIS：Level 7）．しかしながら，入院36日目

に実施したVEでは喉頭蓋谷，披裂部に多量に貯留があったが喉頭侵入を認めず，前回との比較でも著明な改善はみられていなかった（図2B）．PASにおいても同様に「1 気道に入らない」であった．嚥下困難は改善し，喀痰量の減少もみられたため，入院49日目（発症72日目）に自宅退院となった．退院後のVF所見では，発症時の状況と同様下咽頭部の右側に通過障害が残存していた（図1C）．下咽頭部～食道入口部の左側の通過量は増加がみられていたが，cricopharyngeal barは観察されなかった（図1D）．退院後10カ月の経過は良好であり，「痰がよく出る」との訴えがあるが，嚥下困難が進行することなく経過している．

考 察

輪状咽頭嚥下困難症は，食道入口部での通過障害によって起こる嚥下困難症の総称である[1]．脳血管障害や神経・筋疾患によって生じるものとしては，延髄外側梗塞によって生じるWallenberg症候群や，皮膚筋炎，多発性筋炎，パーキンソン病などが知られている．これらは二次性輪状咽頭嚥下困難症に分類され，原因不明の場合に一次性輪状咽頭嚥下困難症[1]，または特発性輪状咽頭嚥下困難症と呼ばれる．すなわち他に運動異常がないにもかかわらず，嚥下運動の適切なタイミングでの輪状咽頭筋の十分な弛緩が得られない状態を示す[7]．原因としては，輪状咽頭筋の病理所見よりミオパチーの存在が示唆されており，同筋の線維化による伸展障害が食道入口部狭窄の原因とする報告がある[1]．一般的に特発性輪状咽頭嚥下困難症の臨床的特徴は，中年以降に発症し，慢性進行性に経過する場合が多いとされている[8]．平野ら[9]は，特発性輪状咽頭嚥下困難症と考えられる5例を報告しており，年齢はすべて40歳以上であり高齢者に多く，高度障害に至った例はなかったと報告している．しかし永田ら[8]は，数年かけて徐々に進行し高度嚥下障害に至った例を報告している．森ら[10]は，経口摂取は可能だが，肺炎や体重減少を伴った症例を報告しており，組織学的観察で筋線維の萎縮や線維化が全くみられず，むしろ肥大ともいえる所見であったとしている．本症例は急性発症であり，症状は高度嚥下障害に至っており，嚥下障害の持続期間は約2カ月であった．ごく短期間の間に症状が高度嚥下障害に進行しており，上記の報告例とは異なるが，特発性輪状咽頭嚥下困難症の臨床像は単一の疾患ではなく，複数の疾患に分類されるとされており[11]依然不明な点が多い．

特発性輪状咽頭嚥下困難症の治療は，外科的治療が中心であり，進行例は保存的治療では難治とされてきた[1,2]．外科的治療には輪状咽頭筋切断術が最も確実な手段として考えられており[8,9,11]，ほかには輪状咽頭筋へのボツリヌストキシン局注療法やレーザーを用いた経口腔的内視鏡下輪状咽頭筋切断術などがある[7]．森ら[10]は，輪状咽頭筋切断術の適応となる病態には，輪状咽頭筋自体の異常として，弛緩時期異常・弛緩時間異常短縮・伸展拡張障害があり，輪状咽頭筋の機能自体に異常はないものとして，咽頭収縮筋などの麻痺による食塊駆動力低下のために通常の弛緩時間内に食塊が食道入口部を通過し得ない状態の2通りあるとしている．平野ら[9]は，特発性輪状咽頭嚥下困難症と考えられる研究報告のなかで，嚥下障害の要因を食塊を送り込む筋の弱化や麻痺にあるとしている．小宮山ら[12]は，輪状咽頭筋切除術を行った報告で，輪状咽頭筋の収縮のリズムの異常が嚥下障害の要因としている．非外科的治療には，バルーン訓練法などの拡張法があり[8]，輪状咽頭嚥下障害に対する有効な訓練法として考えられている[13〜15]．バルーン訓練法の効果・改善メカニズムとして，廃用性の狭窄の解除，組織のコンプライアンス改善，咽頭収縮と食道入口部の開大のタイミング調整などが考えられている[3]．しかしながら，拡張法は手術に比べて劣るといわれており，一部で再発を認めるという報告がある[14,16]．本症例は拡張法に加えてOE法を併用した．三枝ら[17]は，チューブ嚥下によ

り嚥下反射誘発閾値が低下し，喉頭の急速挙上期が迅速になり，位相と期のずれが小さくなることで誤嚥が回避され，食塊の輸送が円滑になりクリアランスが改善すると述べている．さらに，チューブによる知覚入力刺激は延髄のパターン形成器とその出力系に対して促通効果があると述べている．このことから，OE法にも同様の効果があると考えられる．食事再開後のVFやVEにて著明な改善を認めておらず，バルーン法とOE法の併用による訓練によって当初の訓練目的である食道入口部の伸展障害が明らかに改善されたわけではなく，チューブ嚥下訓練の繰り返しによって，通過障害が残存しながらも食道入口部の開大のタイミング調整の改善や，食塊輸送の向上に寄与したのではないかと考えられる．さらに，本症例は経口摂取再開時のRSSTが15回/30秒であった．小口ら[18]によると，RSSTの若年者の平均が7.4±1.7回/30秒，高齢者の平均が5.9±2.3回/30秒であり，30秒で10回嚥下できたのは若年者で17％，高齢者で13％であったとしている．反復唾液飲みの回数が平均より多いことから，咽頭貯留が多くみられた状態でも，頻回に飲み込むことによってクリアランスが促進されていたと予想される．本症例では，上記のアプローチとあわせて直接訓練時には，一側嚥下やリクライニング位といった姿勢調整と，頸部回旋，一回嚥下量の調整などの代償的方法を行っていた．深澤ら[19]は，一側嚥下姿勢は重力を利用して健側に食塊を送り込むこと，食塊の流れを遅くし，送り込み操作を容易にするなどの効果があるとしている．さらに，リクライニング位は本症例のように口腔保持が可能である症例において，ゼリーなどの流入速度が遅い物性で一回嚥下量をコントロールしやすく誤嚥防止に有用であるといわれている[20]．頸部回旋は嚥下障害の臨床において多く用いられる方法であり，柴本ら[21]は，頸部回旋において，反対側回旋位で食道入口部静止圧が低下し，食塊通過に有利に働くとしている．武原ら[22]は，頸部回旋により咽頭収縮と食道入口部の開大のタイミングが改善するとしている．このことから，頸部回旋も輪状咽頭筋の適切なタイミングで弛緩が得られないことや弛緩不全に対して効果があったのではないかと考えられる．また大前ら[23]は，姿勢指導の効果を十分に発揮するためには一回嚥下量の調整も合わせて指導することが有用としている．今回の症例も，経口摂取開始時は一回嚥下量が多くなると嚥下困難となっており，姿勢調整に加え一回嚥下量の調整は効果があったと思われる．

今回の症例では，特発性輪状咽頭嚥下困難症のVF側面像で，食道入口部後壁に特徴的に観察されるとするcricopharyngeal barは明らかには観察されなかった．脳血管障害や神経・筋疾患による咽頭期障害例でbarはしばしば観察されるが，嚥下障害のない無症状の人にもbarは観察されることから，barの存在自体が直ちに病的なものとはいえないとされている[1]．cricopharyngeal barは輪状咽頭筋部でみられる隆起とされ，その発生機序は明らかになっていない．症例は当初，下咽頭部で著明な通過障害がみられており，右側有意の通過障害があった．訓練後左側の通過に改善がみられた．VFやVEの結果からも，輪状咽頭筋や甲状咽頭筋を含む下咽頭収縮筋に通過障害の要因があると考えられた．兵頭[24]は下咽頭収縮筋について，甲状咽頭筋は嚥下の咽頭期に食塊の駆動筋として機能するのに対し，輪状咽頭筋は食道入口部括約筋として機能するという対照的な役割をもっているとしている．これらの筋肉は，組織学的にみても明瞭な境界部はなく，筋線維タイプ構成は漸次変化している．また，誘発筋電図および内圧検査から，輪状咽頭筋の運動神経支配が左右で独立している[24]としており，丘村ら[25]は輪状咽頭筋の運動神経支配は起始部で一側支配であり，中央部では両側支配であるとしている．右側の通過障害は変化がなく，輪状咽頭筋や甲状咽頭筋を含む下咽頭収縮筋に片側の通過障害が残存しているため，明らかなcricopharyngeal barは描出されなかった可能性が考えられる．

本症例はごく短期間の間に症状が高度嚥下障害に進行し，明らかな cricopharyngeal bar は確認することができないなど，現在まで報告されている特発性輪状咽頭嚥下困難症の典型的な特徴とやや異なる部分もあるが，リハビリテーションによって嚥下機能の改善がみられ，輪状咽頭嚥下困難症治療において保存的治療の有効性を示唆するものと思われる．特発性輪状咽頭嚥下困難症の治療として，早期から外科的治療を用いるのではなく，リハビリテーションを実施し経口摂取の可否を判断するのも選択肢の1つであると考えられる．なお，長期経過観察で嚥下障害の再発を認める報告[14, 16]もあるため，リハビリテーションアプローチで改善がみられない症例では外科的治療も状況に応じて積極的に考慮する必要がある．

文　献

1) 丘村　煕：局所要因による嚥下障害．嚥下のしくみと臨床．丘村　煕，114-116頁，金原出版，東京，1993.
2) 森　敦子：1次性輪状咽頭アカラシアの手術治療の1例．日気食会報 **32**：359-364，1981.
3) 藤島一郎，他：輪状咽頭嚥下障害に対するバルーンカテーテル訓練法―4種類のバルーン法と臨床成績―．耳鼻と臨 **45**：147-151，1999.
4) Crary MA, et al：Initial psychometric assessment of a functional oral intake scale for dysphagia in stroke patients. Arch Phys Med Rehabil **86**：1516-1520, 2005.
5) Rosenbek JC, et al：A penetration-aspiration scale. Dysphagia **11**：93-98, 1996.
6) 藤島一郎：脳卒中の摂食・嚥下障害　第2版．藤島一郎，122-124頁，医歯薬出版，東京，1998.
7) 唐帆健浩：輪状咽頭筋嚥下困難症．日気食会報 **61**：404-405，2010.
8) 永田博史，他：特発性輪状咽頭嚥下困難症の2例．耳鼻と臨 **56**：S223-S228, 2010.
9) 平野　実：輪状咽頭筋アカラシアなる疾患は存在するか．日気食会報 **32**：365-372，1981.
10) 森　敏裕，他：輪状咽頭筋切断術例の筋組織所見と嚥下病態．喉頭 **6**：19-23, 1994.
11) 室伏利久：嚥下障害症例における輪状咽頭筋の病理組織学的検討．日気食会報 **38**：283-289，1987.
12) 小宮山荘太郎，他：嚥下障害症例に対する輪状咽頭筋切除術の意義．耳鼻と臨 **23**：385-390，1977.
13) 角谷直彦，他：第Ⅱ相嚥下障害のリハビリテーション．総合リハ **20**：513-516，1992.
14) Solt J et, al：Primary cricopharyngeal dysfunction：treatment with balloon catheter dilatation.Gastrointest Endosc **54**：767-771, 2001.
15) 戎本浩史，他：バルーン法が有効であった嚥下障害の2症例．日気食会報 **61**：395-401, 2010.
16) Wang AY, et al：Effectiveness of esophageal dilatation for symptomatic cricopharyngeal bar. Gastrointest Endosc **61**：148-152, 2005.
17) 三枝英人，他："直接的"間接的嚥下訓練　フィーディングチューブを用いた嚥下のリハビリテーション．日耳鼻 **101**：1012-1021, 1998.
18) 小口和代，他：機能的嚥下障害スクリーニングテスト「反復唾液嚥下テスト」の検討（1）正常値の検討．リハビリテーション医学 **37**：375-382, 2000.
19) 深澤美樹，他：頭頸部癌術後嚥下障害に対する姿勢調整法の効果―嚥下造影画像解析による直立姿勢と健側傾斜姿勢との比較検討―．日口外誌 **50**（8）：461-465, 2004.
20) 山口優実，他：物性の違いとリクライニング位による嚥下動態の検討．耳鼻と臨 **56**（補2）：S133-S137, 2010.
21) 柴本　勇，他：頸部回旋による食道入口部静止圧の変化．総合リハ **29**：61-64, 2001.
22) 武原　格，他：嚥下における頸部回旋の運動学的検討．リハビリテーション医学 **36**：737, 1999.
23) 大前由紀雄，他：誤嚥防止に対する姿勢指導の有効性．日鼻医 **100**：220-226, 1997.
24) 兵頭政光：下咽頭収縮筋の形態と機能―嚥下機能との関連性―．耳喉頭頸 **77**：875-884, 2005.
25) 丘村　煕，他：嚥下機構に関する実験的研究―輪状咽頭筋の神経支配様式―．喉頭 **3**：97-102, 1991.
26) 才藤栄一：摂食嚥下リハビリテーション第3版．才藤栄一，出江紳一編，182頁，医歯薬出版，東京，2016.

（受付日 2017年1月27日　受理日 2017年7月28日）

Effectiveness of dysphasia rehabilitation in a primary cricopharyngeal dysphagia patient

Tanaka R[1], Kojima T[2], Sakamaki H[3], Kitano M[2], Oyagi S[2], Hujimura S[2], Okanoue Y[2], Hori R[2] and Shoji K[2]

[1] Department of Rehabilitation, Tenri Hospital
[2] Department of Otolaryngology, Tenri Hospital
[3] Department of Neurology, Tenri Hospital

Primary cricopharyngeal dysphagia is usually treated via surgery, such as cricopharyngeal myotomy, as noninvasive treatment is usually considered useless. We herein report a case in which dysphasia rehabilitation was useful for treating a primary cricopharyngeal dysphagia patient. A 73-year-old man suddenly developed severe dysphagia. Although a close inspection revealed hypopharyngeal obstruction, its cause was unknown. The condition was diagnosed as primary cricopharyngeal dysphagia, and non-surgical treatments were performed first in a manner consistent with the patient's will. Balloon dilatation and intermittent-oro-esophageal tube feeding were carried out, and posture adjustment, such as unilateral swallowing and reclining position, head rotation and adjustment of the bolus volume were performed as compensatory techniques. The patient's difficulty in eating, drinking and swallowing had improved by the 54th day after the onset without surgical treatment. However, as videoendoscopic and videofluoroscopic examinations of swallowing revealed no improvement compared with pretreatment, we attributed the improvement in the esophageal swallowing timing to dysphasia rehabilitation. This case suggests that rehabilitation before surgical treatment is an option for addressing primary cricopharyngeal dysphagia.

Deglutition 7 : 78-85, 2018

原 著

嚥下障害を呈した皮膚筋炎症例の検討

石永　一[1]，中村　哲[1]，荒川 愛子[3]，欠田 成人[2]，
上田 有紀人[3]，松田 佳奈[3]，横山 智哉[2]，水谷　仁[2]，
竹内 万彦[1]

> 　皮膚筋炎は慢性全身性の自己免疫性炎症疾患であり，主に近位筋や皮膚に影響を及ぼす．
> 　皮膚筋炎患者で重度の嚥下障害が起こるのは頻度としては多くない．今回われわれは2014年1月から2016年9月までの間に当病院で治療を行った重度の嚥下障害を呈した5例の皮膚筋炎患者を後方視野的に検討した．症例1と症例2は抗TIF-1γ抗体が陽性であり，症例2と症例5は腫瘍随伴性であった．症例4は間質性肺炎を呈した．最初はステロイドを用いて治療が行われ，ステロイド抵抗性の場合には免疫抑制剤か免疫グロブリンの静注が用いられた．5例全例で最終的には嚥下機能は回復した．
> 　結論としては，ステロイド投与，免疫抑制剤，免疫グロブリン静注などの保存的加療は重度の嚥下障害を呈した皮膚筋炎症例の治療として効果があり，有用である．
>
> 　　　　　　　　　　　　　　　　　　　　　　　　　嚥下医学　7：86-90，2018

Key words：皮膚筋炎，重度の嚥下障害，免疫グロブリン静注，ステロイド抵抗性症例

はじめに

　多発性筋炎・皮膚筋炎は，主として四肢の近位筋，頸筋，咽頭筋の対称性筋力低下をきたす横紋筋のびまん性炎症疾患であり，特徴的な皮膚症状を伴う場合に皮膚筋炎と呼ばれる．皮膚筋炎に伴う嚥下障害は35～60％[1,2]程度認められると報告され，近年これらの嚥下障害に対してリハビリテーションを行った症例報告が散見される．しかしながら多数例での報告は少なく，実際の臨床経過を踏まえた嚥下機能訓練・リハビリテーションが望まれる．そこで今回は，当科において5例の嚥下障害を伴った皮膚筋炎症例を治療する機会を得たので，治療経過を踏まえ，若干の文献的考察を加えて報告する．

対象と方法

　対象は2014年1月から2016年9月の間に，当院皮膚科で皮膚筋炎と診断され，嚥下障害の合併が疑われて当科に紹介された5例（男性2例，女性3例，46歳～78歳，平均年齢65歳）である．5例中2例は腫瘍随伴性であり，もう1例は間質性肺炎を合併している症例であった．2例の腫瘍随伴性の症例は，1例目は乳がんであり，手術単独療法であった．2例目は大腸がんの多発転移例であり，フルオロウラシルとベバシズマブによる

---

[1] 三重大学大学院医学系研究科耳鼻咽喉・頭頸部外科，[2] 同皮膚科，[3] 同リハビリテーション科
別刷請求先：〒514-8507　三重県津市江戸橋2-174　三重大学大学院医学系研究科耳鼻咽喉・頭頸部外科　石永　一

外来化学療法が施行されていた．初診時における臨床症状や血液学的検査については，全症例において 2015 年の厚労省自己免疫疾患に関する調査研究班の改定診断基準[3]に従って検討した．当科受診時における嚥下機能評価については，藤島のグレード分類[4]を，嚥下内視鏡による嚥下評価を兵頭スコア[5]を用いて行った．治療については，原疾患の治療は当院皮膚科で行われ，嚥下障害の評価やリハビリテーションについては当科医師や言語聴覚士が担当し，全例において治療経過を追跡した．検討項目としては，① CPK が正常化するまでの期間，② 絶食から経口摂取が開始できるまでの期間，③ 最終的に経管栄養から離脱できるまでの期間とした．

結　果

初診時における臨床症状や血液学的検査について表 1 に詳細を示した．なお，血清中筋原性酵素（CPK やアルドラーゼ）は全例で上昇していた．抗 Jo-1 抗体を含む抗アミノアシル tRNA 合成酵素抗体は陰性であったため表 1 から省略した．筋電図はいずれも early recruitment や低振幅多相性 MUP など筋原性変化を示していた．なお，全例において，車いす使用が余儀なくされるなど筋力低下も著しいものであり，重症度分類[3]における重症例であった．

治療については，その詳細を表 2 に示した．原疾患の治療に関しては，全例でプレドニゾロンの内服加療とメチルプレドニゾロン（1 g × 3 日間，症例 5 のみ 500 mg × 3 日間をクール）の注射が施行されていた．難治例に対して免疫グロブリン製剤の投与（400 mg/kg/日）が行われており，間質性肺炎例を含む 2 例にタクロリムス 3 〜 5 mg が投与されていた．嚥下機能訓練・リハビリテーションとしては，炎症所見や筋原性酵素が高値の際は原疾患の治療を優先し，嚥下機能評価を中心とした．これらが正常化してから言語聴覚士の介入を行い，口腔構音器官の ROM，舌抵抗訓練，ブローイング，頸部の ROM，頸部筋力増強訓練などを行った．今回，バルーン訓練などは行わなかった．

当科初診時の嚥下障害ならびに治療経過については表 3 に示した．初診の嚥下障害の程度としては，藤島のグレード分類でグレード 1 か 2 であり，全く経口摂取ができない状態であり，嚥下内視鏡所見としても重度の嚥下障害を示唆する結果であった．実際の状況としても自分自身の唾液などの分泌物を吐き出すために容器を持ち歩いている状態であった．治療経過については，5 例中 2 例で CPK が正常化してから 3 〜 4 週間で経口摂取を再獲得できていた．残りの 3 例は CPK が正常化してから経口摂取が可能になるまで 45 〜 116 日と長期間を要し，ステロイドだけでなく免疫抑制剤や免疫グロブリン製剤が投与されていた．筋炎特異的抗体である TIF-1γ 抗体と嚥下障害の重症度には相関性は認められなかった．

考　察

皮膚筋炎は，筋組織にリンパ球やマクロファージ浸潤を伴う自己免疫性組織障害が病態の基本とされており，その治療には副腎皮質ステロイド投与が第一選択となる．嚥下障害などがある例では強力かつ速やかに治療を開始する必要があるとされている．三枝ら[6]は皮膚筋炎における嚥下障害例では，まず原疾患の治療を優先し，血清 CPK 値が正常域に回復し 3 〜 4 週間経過し，食道入口部の開大幅および下咽頭クリアランスが改善する時点まで経口摂取を待つべきと報告している．当科でも原疾患の治療が落ち着くまでは廃用症候群にならないようにリハビリテーションを行うのみとして，しばらくは経過観察する方針としていたが，その結果 5 例中 2 例は血清 CPK 値改善後，3 〜 4 週間で経口摂取が可能となっていた．

一方，5 例中 3 例は血清 CPK 値改善後 3 〜 4 週間では，嚥下障害が残存する結果となっていた．

原疾患の治療に抵抗性の嚥下障害に対しては，バルーン拡張術を施行したとの報告[7]や，輪状咽頭筋切断術[8,9]を行ったとの報告が認められる．

表1　全症例における診断基準項目

	皮膚症状	上下肢近位筋筋力↓	筋肉の自発痛	CPK ALD 上昇	関節炎関節痛	筋生検
1. 78F	+	+	+	+	−	筋束・血管周囲にリンパ球浸潤 筋線維は大小不同　筋線維の壊死あり
2. 67F	+	+		+		筋束周囲に軽度リンパ球浸潤
3. 56M	+	+	+	+	−	筋束・血管周囲に軽度リンパ球浸潤
4. 77M	+	+	+	+	−	筋束・血管周囲に軽度リンパ球浸潤 筋線維の壊死が軽度散見される
5. 46F	+	+	+	+	−	筋束・血管周囲に軽度リンパ球浸潤

表2　治療内容

原疾患の治療について

	PSL	mPSLによるパルス療法	TAC※	IVIg
1. 78F	+	+(4-6 病日)	−	−
2. 67F	+	+(3-5 病日)	−	+(35-39 病日)
3. 56M	+	+(31-34 病日)	+(108-152 病日)	+(22-26 病日) (127-131 病日) (151-154 病日) (179-184 病日)
4. 77M	+	+(22-24 病日)	+(91-110 病日)	−
5. 46F	+	+(26-28 病日) (45-47 病日)	−	+(86-90 病日)

リハビリテーションについて
1) 基本的には原疾患の治療を優先．炎症所見が高値の時期は積極的なリハビリは行わない．
2) 消炎が得られてからSTによるリハビリ介入
　　口腔構音器官のROM，舌抵抗訓練，ブローイング，頸部のROM，頸部筋力増強訓練など
※TAC：タクロリムス

表3　嚥下障害の経過について

	年齢・性	藤島Gr	兵頭スコア	治療開始時CPK	CPKが正常になるまで（日数）	四肢体幹筋が回復するまで（日数）	経口再開するまで（日数）	経管離脱するまで（日数）	その他
1	78F	Gr1	10	3434	15	44	40	98	TIF-1γ
2	67F	Gr2	11	5684	52	161	109	118	IVIg・TIF-1γ 乳癌（手術）
3	56M	Gr1	12	1476	13	141	129	171	IVIg
4	77M	Gr1	10	7236	28	30	73	110	間質性肺炎
5	46F	Gr2	10	310	91（変動あり）	160	123	153	IVIg・大腸癌

バルーン拡張術は理論的には線維化した筋線維を機械的に広げて食道入口部の通過障害の改善を図るということになり，比較的侵襲性も低く何度かトライする価値はあると思われる．しかしながら長期間・漫然と行うことは，輪状咽頭筋などを損傷させることにもなり避けるべきであろう．手術については，その有効性を報告するものもあるが，兵頭ら[9]は輪状咽頭筋切断したにもかかわらず嚥下機能が改善しなかった高齢の皮膚筋炎例を報告しており，その適応は十分検討する必要があると思われる．

その他の治療としては，ステロイド抵抗性の多発性筋炎・皮膚筋炎には免疫抑制剤を併用することが推奨されている．今回の検討ではステロイド抵抗性と思われた症例は症例2, 3, 5であったが，実際タクロリムスを使用したのは症例3のみであった．これは症例2, 5がいずれも腫瘍随伴性皮膚筋炎であったことが理由として挙げられる．免疫抑制剤のほかには，ステロイド抵抗性の場合や嚥下障害時に適応とされているのが免疫グロブリン製剤の大量静注療法である．これらの有効性については，例えばMarieら[10]は，免疫グロブリン治療の開始3カ月前の時点でステロイドやその他の薬剤投与などに反応がない症例で，かつその後2カ月間においても効果が認められなかった73例を対象としているが，60例（82.2％）で最終的には嚥下障害が消失したと報告している．彼らのレジメンでは免疫グロブリンは1g/kgを2日間投与し，これを1カ月ごとに繰り返すことになっており，2クール目では27例，3クール目では33例に嚥下障害が消失したとしている．その他にも15例と少数ではあるがdouble blind study[11]にて多発性筋炎・皮膚筋炎の咽頭筋障害に対する免疫グロブリンが有効であるとの報告がある．本検討でも免疫グロブリンを投与した3例とも，経口摂取が全くできない重症例であったが最終的には経管栄養から離脱できており，今回の嚥下障害の改善に効果があった可能性があると思われた．ただし症例数が少ないため，今後さらなる検討が必要と思われる．

今回検討した5症例のうち2例に陽性と判明したTIF-1γ抗体について，これは筋炎特異的自己抗体の1つで，transcription intermediary factor 1γやTIF-1α/γを抗原とする[12]．もともとはこの抗体が陽性だと悪性腫瘍の合併率が高いとされ，27倍のオッズ比であったと報告されている[13]．2016年にMugiiらは[14]，TIF-1γ抗体と皮膚筋炎における嚥下障害との関係を検討しているが，彼らは92例の成人発症の皮膚筋炎例で，VFによる診断で13例の嚥下障害例が認められたが，そのうち11例（84.6％）でTIF-1γ抗体陽性で，嚥下障害の認められなかった79例では15例（19.0％）のみの陽性例であったと報告しており，さらにmanual muscle test（MMT）scoreでもTIF-1γ陽性例で明らかに低く，重症例であったとしている．このようなことを考慮するとTIF-1γ抗体は嚥下障害が遷延化する1つの指標となり得るのではないかと思われた．

文　献

1) 唐帆健浩, 他：皮膚筋炎に伴う嚥下障害の検討．耳鼻と臨 50：88-92, 2004.
2) 兵頭政光, 他：多発性筋炎による嚥下障害例の臨床的検討．喉頭 14：21-24, 2002.
3) 厚生労働省科学研究費補助金　難治性疾患等政策研究事業　難治性疾患政策研究事業（編集）：多発性筋炎・皮膚筋炎ガイドライン. 1-68頁. 診断と治療社, 東京. 2015.
4) 藤島一郎：嚥下障害の評価, J Clin Rehabil 1：705-708, 1992.
5) 兵頭政光, 他：嚥下内視鏡検査におけるスコア評価基準（試案）の作成とその臨床的意義．日耳鼻 113：670-678, 2010.
6) 三枝英人：脳・神経筋疾患にかかわる嚥下障害．耳鼻・頭頸外科 88：319-329, 2016.
7) Nagano H, et al：Polymyositis with dysphagia treated with endoscopic balloon dilatation. Auris Nasus Larynx 36：705-708, 2009.
8) Kagen LJ, et al：Cricopharyngeal obstruction in inflammatory myopathy（polymyo-sitis/dermatomyositis）. Report of three cases and review of the literature. Arthritis Rheum 28：630-636, 1985.
9) 兵頭政光, 他：高度の難治性嚥下障害を呈した皮膚筋炎症例．耳鼻と臨 50：244-247, 2004.

10) Marie I, et al : Intravenous immunoglobulins for steroid-refractory esophageal involvement related to polymyositis and dermatomyositis : A series of 73 patients. Arth Care Research **62** : 1748–1755, 2010.

11) Dalakas MC, et al : A controlled trial of high-dose intravenous immune globulin Infusions as treatment for dermatomyositis. N Engl J Med **329** : 1993–2000, 1993.

12) Fujimoto M, et al : Myositis-specific anti-155/140 autoantibodies target transcription intermediary factor 1 family proteins. Arthritis Rheum **64** : 513–522, 2012.

13) Trallero-Araguas E, et al : Usefulness of anti-p155 autoantibody for diagnosing cancer-associated dermatomyositis : a systematic review and meta-analysis. Arthritis Rheum **64** : 523–532, 2012.

14) Mugii N, et al : Oropharyngeal dysphagia in dermatomyositis : Associations with clinical and laboratory features including autoantibodies. PLoS One **11** : e0154746, 2016.

（受付日 2017 年 3 月 28 日　受理日 2017 年 8 月 6 日）

A clinical analysis of dysphagia in a patient with dermatomyositis

Ishinaga H[1], Nakamura S[1], Arakawa A[1], Kakeda N[2], Ueda Y[3], Matsuda K[3], Yokoyama T[2], Mizutani H[2] and Takeuchi K[1]

1) Department of Otorhinolaryngology-Head & Neck Surgery, Mie Univerisity Graduate School of Medicine,
2) Department of Dermatology, Mie Univerisity Graduate School of Medicine,
3) Departmenrt of Rehabilitation, Mie University Hospital,

　　Dermatomyositis is a chronic systemic autoimmune inflammatory disorder that primarily affects the proximal muscles and skin. Severe dysphagia can occur with low frequency in patients with dermatomyositis. We retrospectively reviewed five patients with dermatomyositis and severe dysphagia treated in our hospital between January 2014 and September 2016. Cases 1 and 2 had anti-TIF-1γ antibody, and Cases 2 and 5 had malignancy. Case 4 was diagnosed with interstitial pneumonia. These patients were initially treated with steroids ; immunosuppressants or intravenous immunoglobulins were then considered for steroid-refractory cases. All five patients ultimately recovered their swallowing function. In conclusion, conservative therapy including steroid administration, immunosuppressants and intravenous immunoglobulins may be effective for the treatment of severe dysphagia in patients with dermatomyositis.

原 著

嚥下障害が主訴であった食道カンジダ症例

松井 祐興, 鈴木 豊, 岡崎 雅, 荒木 直人

> 嚥下障害の原因の1つとして食道カンジダ症が挙げられる. 食道カンジダ症は, 日常診療においてしばしば経験するが, 嚥下障害に着目した報告は少ない. 今回我々は, 嚥下障害を主訴に耳鼻咽喉科を受診した食道カンジダ症の2例を, 嚥下機能評価を踏まえ, 加療内容や問題点等を報告する.
> 症例1は, 65歳男性. 基礎疾患を特に認めなかった. 上部消化管内視鏡所見では軽度の食道カンジダ症の診断であったが, 咽頭クリアランス障害のため, 嚥下障害をきたした. MCZゲル, AMPH-Bシロップの順に内服投与し軽快した. 症例2は, 78歳男性. 既往歴として原発不明頸部扁平上皮癌にて右根治的頸部郭清術および化学療法併用放射線照射があり, 軽度の嚥下障害を元来認めていた. 経過観察中に食道カンジダ症を合併し, 咽頭クリアランス障害および嚥下惹起の増悪のため, 嚥下障害が著しく増悪した. MCFG点滴を行い軽快した.
>
> 嚥下医学 7:91-97, 2018

Key words:嚥下障害, 食道カンジダ症, 嚥下機能評価

はじめに

嚥下障害にはさまざまな原因があり, 頻度は少ないものの感染性食道炎もその1つである. 感染性食道炎の中では, 食道カンジダ症の頻度が高いとの報告[1]があり, 日常診療においてしばしば経験することもあるが, 嚥下障害に着目した報告は少ない. そこで今回, 嚥下障害を主訴に耳鼻咽喉科を受診し, 原因として食道カンジダ症が考えられた2症例を提示し, 嚥下機能評価を踏まえ報告する.

症 例 1

症例:65歳男性
主訴:嚥下障害, 咽頭痛, 喀痰困難

既往:特記事項なし. 糖尿病やステロイドの長期使用, HIV感染は認めなかった.
嗜好歴:喫煙20本×30年10年前に禁煙, 飲酒5日/週1合
病歴:嚥下困難, 咽頭痛, 喀痰困難の症状が急に出現し, 当院救急外来を受診した. 翌日改善しないため当科を受診した.
嚥下機能評価(図1A):嚥下内視鏡検査を行い, 兵頭スコア[2]で, 2-2-0-2であった. 誤嚥は認めず, 声帯麻痺や早期咽頭流入, 鼻咽腔閉鎖不全, 声帯麻痺を認めなかった. また, 嚥下造影検査では, 造影剤の口腔から咽頭の送り込みおよび喉頭挙上は良好であった. 鼻腔内逆流や喉頭流入は認めなかったが, 喉頭蓋谷や梨状陥凹の造影剤貯留および食道入口部の開大不全を認めた.

表 Kodsi 分類（Kodsi's classification of esophageal candidiasis）

gradeI	2 mm 以下の白色栓が少数散在する
gradeII	2 mm 以上の白色栓が少数散在する
gradeIII	塊状化した白苔が融合する
gradeIV	ほぼ全周を白苔が覆い，びらんや狭窄を呈する

食道カンジダ症の肉眼所見の分類（Kodsi BE, et al. 1976[3]）より引用）

上部消化管内視鏡検査（図1B）：頸部～胸部食道に粟粒の白苔を認めた．食道狭窄は認めなかった．食道カンジダ症の肉眼所見の分類である，Kodsi 分類（表）[3] では，grade II であった．

画像検査：頸～胸腹部造影 CT や頸部造影 MRI において有意な所見を認めなかった．

血液所見：WBC 5390/μL，Hb 16.0 g/dL，Plt 25.8万/μL，TP 7.5 g/dL，ALB 4.7 g/dL，AST 17 IU/L，ALT 13 IU/L，BUN 16.3 mg/dL，Cre 0.79 mg/dL，CRP 0.03 mg/dL

カンジダ抗原 陰性，β-D グルカン 5 未満 pg/ml（基準値 20 以下），
単純ヘルペス IgM・IgG 抗体 陰性，サイトメガロウイルス IgM・IgG 抗体 陰性，
抗アセチルコリンレセプター陰性，抗筋特異的チロシンキナーゼ抗体 陰性，
抗核抗体陰性，RA 因子 陰性，抗セントロメア抗体 陰性，抗 RNP 抗体 陰性，抗 Scl-70 抗体 陰性，抗 Jo-1 抗体 陰性，抗 RNP 抗体 陰性，抗 SS-A 抗体 陰性，抗 SS-B 抗体 陰性，抗 GBM 抗体 陰性

経過（図2）：上部消化管内視鏡検査で，食道カンジダ症を認めたが，食道カンジダ症の所見に対して，本人の嚥下困難感が強かった．他の嚥下障害の可能性も考えられ，原因検索を行った．上記画像検査および血液学的所見，神経学的所見より腫瘍性病変，ウイルス感染，神経変性疾患，膠原病の可能性を検索したが，いずれも否定的であった．

治療として，第6病日より Miconazole（MCZ）ゲルの内服を開始した．しかし，第15病日に MCZ ゲルの残薬を発見した．嚥下障害のため，実際は MCZ ゲルの内服が十分できていなかったことが判明した．そこで，第16病日より Amphotericin（AMPH-B）シロップ内服に変更することで，嚥下障害は改善し，第21病日に退院となった．第34病日の兵頭スコアで 1-2-0-0 と嚥下機能の改善を認め（図3A），上部内視鏡所見では頸部～胸部食道の白苔消失を認めた（図3B）．第62病日の治療後の嚥下評価は兵頭スコアで 0-1-0-0 とさらに改善し，経過観察を終了とした．

症例 2

症例：78歳男性
主訴：嚥下障害
既往歴：原発不明頸部扁平上皮癌 cTxN3M0

20XX 年に TPF（Docetaxel, Cisplatin, 5-fluorouracil）療法による術前化学療法施行後，右根治的頸部郭清術（胸鎖乳突筋，内頸静脈，迷走神経，舌下神経合併切除）を行った．術後加療として，Docetaxel 併用の化学放射線療法（60Gy/30Fr）を行った．糖尿病やステロイドの長期使用，HIV 感染は認めなかった．

病歴：上記加療後5年間の定期経過観察をしていたが，数日前より急激な嚥下困難感を訴え，当科を受診した．

嚥下機能評価（図4A）：嚥下内視鏡検査を行った．嚥下障害が高度であり，着色水での評価は行わなかったが，兵頭スコアでは 3-3-(3)-(3) と，高度の誤嚥を認めた．声帯麻痺は認めなかった．

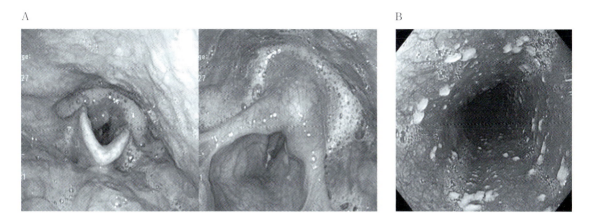

図1　症例1　治療前
A　咽喉頭　喉頭蓋や梨状陥凹に唾液が貯留していたが，唾液の喉頭流入は認めなかった．
B　食道　頸部〜胸部食道に粟粒状の白苔を認めた．

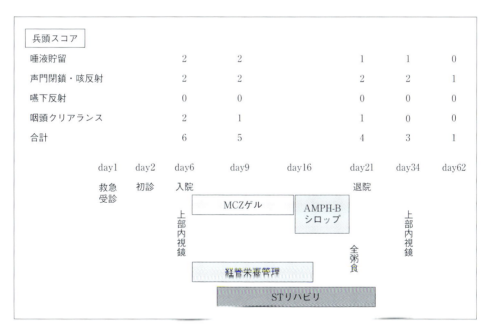

図2　症例1　経過
治療により兵頭スコアは6点から1点に改善した．

　上部消化管内視鏡検査（図4B）：頸部〜胸部食道にほぼ全周性の白苔を認めた．食道狭窄は認めなかった．Kodsi分類はgrade IVであった．食道の白苔培養はcandida albicansであった．血液所見：WBC 7640/μL，Hb 12.9 g/dL，Plt 11.5万/μL，TP 7.6 g/dL，ALB 4.4 g/dL，AST 21 IU/L，ALT 9 IU/L，BUN 21.6 mg/dL，Cre 1.27 mg/dL，CRP 11.22 mg/dL

　カンジダ抗原　陰性，β-Dグルカン 16.4 pg/ml（20以下）

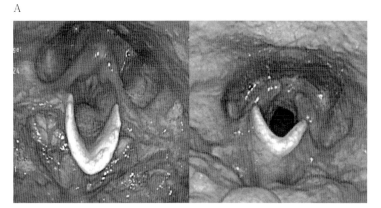 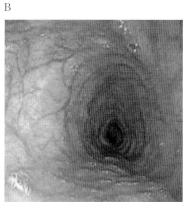

図3 症例1 治療後
A 咽喉頭 喉頭蓋や梨状陥凹の唾液の貯留は認めなくなった．
B 食道 粟粒状の白苔は消失した．

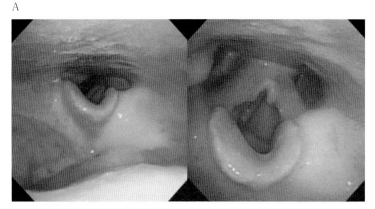 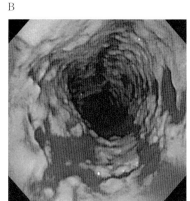

図4 症例2 治療前
A 咽喉頭 喉頭蓋や梨状陥凹に唾液が高度に貯留し，唾液の喉頭流入も認めた．
B 頸部〜胸部食道にほぼ全周性の白苔を認めた．

経過（図5）：Micafungin（MCFG）点滴投与および経管栄養管理を行った．治療開始6日目に嚥下造影検査を行った．造影剤の口腔から咽頭の送り込みは良好であったが，喉頭挙上は不十分であった．鼻腔内逆流を認めなかったが，喉頭蓋谷や梨状陥凹の造影剤貯留および食道入口部の開大不全を認めた．少量の喉頭流入を認め，軽度誤嚥をきたした．第15病日に上部消化管内視鏡で再度食道の観察を行い，頸部〜胸部食道の白苔の消失を確認した（図6B）．第18病日の兵頭スコアは1-2-1-1となり嚥下障害は改善し，退院となった．第55病日では，兵頭スコアは0-2-1-1とさらに改善しており，罹患前と同等の嚥下機能と判断した（図6A）．引き続き外来経過観察を行っている．

考　察

食道カンジダ症は，口腔内常在真菌であるカンジダが食道内で増殖して，胸焼け，胸痛，嚥下時痛などの症状を引き起こす感染性食道炎である．

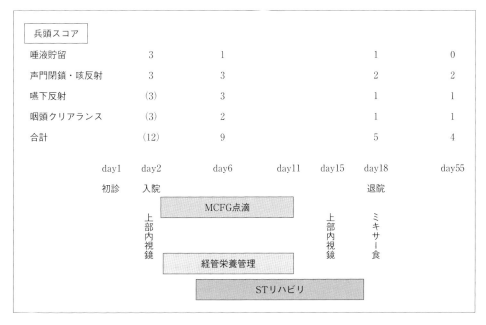

図5 症例2 経過
治療により兵頭スコアは12点から4点に改善した.

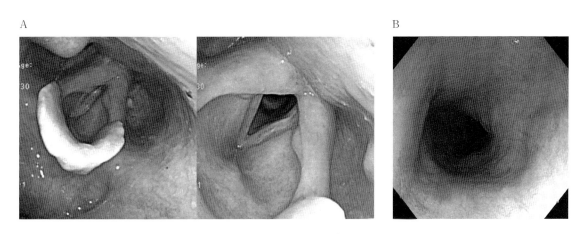

図6 症例2 治療後
A 咽喉頭 喉頭蓋や梨状陥凹の唾液貯留は無くなり,唾液の喉頭流入も認めなくなった.
B 食道 全周性の白苔は消失した.

感染性食道炎の頻度として,上部消化管内視鏡検査46,816例中,病理組織学的にヘルペスウイルス,サイトメガロウイルス,カンジダのいずれかの診断がなされた食道炎の検討では,ヘルペス食道炎は7例(0.015％),サイトメガロウイルス食道病変は25例(0.053％),治療を要するKodsi分類のGrade IIからIVの食道カンジダ症は30例(0.064％)と報告されている[1].

食道カンジダ症の原因として,悪性腫瘍,HIV感染症,糖尿病,肝不全・肝硬変,および抗癌

剤・ステロイド・免疫抑制薬の内服などの投与による免疫低下，抗菌薬や酸分泌抑制薬による常在菌の抑制，食道の通過障害や運動低下をきたす疾患の合併などが挙げられる[4]が，特に原因なく健常成人においても認められたとの報告もある[5]．症例1では上記のような原因となる基礎疾患を認めなかったが，症例2では既往歴として頭頸部癌の加療歴を認めた．

症例1では，他の嚥下障害の原因につき検索を行った．嚥下障害の原因として，画像検査を行い，腫瘍性病変を含めた器質的疾患を否定した．また，感染性食道炎の合併も考え，単純ヘルペスウイルスやサイトメガロウイルス抗体を測定したが，急性感染を示唆する所見ではなかった．強皮症や皮膚筋炎等の膠原病や，重症筋無力症などの神経変性疾患の可能性も検索したが，いずれも否定的であり，食道カンジダ症が原因であったと考えた．症例1では，抗真菌剤投与により，炎症による食道入口部開大不全が軽快し，咽頭クリアランス障害が改善し，嚥下障害が改善したと考えた．

頭頸部癌治療の晩期合併症としての嚥下障害は，① 嚥下に関与する知覚感覚神経の障害や麻痺によるもの，② 嚥下に関与する運動神経の切断や損傷による神経麻痺によるもの，③ 嚥下に関与する筋群や骨性組織の切除によるもの，④ 嚥下に関与する筋群などに変化が加わり本来の機能を十分に果たせなくなるものに分類される[6]．症例2は，手術による迷走神経や舌下神経合併切除による神経麻痺障害や，放射線性粘膜炎後の味覚・知覚低下や咽頭の嚥下反射の低下および喉頭の気道防御反射の低下，さらに線維性瘢痕収縮による舌骨上筋の喉頭挙上障害や輪状咽頭筋の弛緩不全により食道入口部開大不全を認める状態であった．外来経過観察中は，経口摂取は可能であったが，今回，食道カンジダ症を合併することで，著明な嚥下障害を生じた．上部食道の炎症が，下咽頭収縮筋へ波及して，食道入口部の開大不全に至ることや，炎症に伴う知覚低下のため

に，嚥下反射の惹起が不良になる機序が考えられた．症例2では，抗真菌剤投与により，咽頭クリアランス障害および嚥下惹起の増悪が改善し，嚥下障害が改善したと考えた．

食道カンジダ症の治療は，抗真菌剤の投与を行う．症例1はMCZゲル，AMPH-Bシロップの順に内服加療し，軽快した．症例1の問題点として，嚥下障害のため，MCZゲルの内服が十分できず，自己判断で休薬してしまい，内服量が十分でなかったことが挙げられる．また，嚥下機能評価時の兵頭スコアにおいて，レベル2の下咽頭残留を認めていたので，MCZゲルの内服は最適ではなかったと考えた．さらに，深在性真菌症のガイドライン2014において，口腔咽頭カンジダ症にはMCZゲル，AMPH-Bシロップは選択薬の一つであるが，食道カンジダ症の選択薬に含まれておらず，食道カンジダ症では，Fluconazole（FLCZ），Itraconazole（ITCZ），Voriconazole（VRCZ），MCFG，Caspofungin（CPFG）による加療が推奨されている[7]．症例2では，頭頸部癌治療後の嚥下障害を元来認める状態であったが，MCFG点滴を行い，早期に軽快した．

嚥下障害において，口腔咽頭に異常を認めないときは，食道カンジダ症を念頭におく必要がある．今回，症例1と症例2において上部内視鏡で治療後の食道カンジダによる白苔の消失を確認した．しかし，白苔消失時には，嚥下障害の改善は認めるが，完全に軽快はしていなかった．その後の経過観察中に，兵頭スコアがさらに改善したことから，嚥下機能の改善は食道カンジダの消失より遷延すると考えた．

まとめ

・嚥下障害を主訴に来院した食道カンジダ症の2症例を経験した．
・口腔咽頭に器質的疾患および脳血管疾患を認めない時は，食道カンジダ症も念頭に置く必要がある．
・頭頸部癌治療後の嚥下障害の原因として，食道

カンジダ症が鑑別として考えられる.

付　記

本論文の要旨は第40回日本嚥下医学会学術講演会（2017年2月，東京）で報告した．
利益相反に該当する事項：なし

文　献

1) 藤原　崇, 他：食道の炎症性疾患. 主題 感染性食道炎 ヘルペス食道炎, サイトメガロウイルス食道病変, 食道カンジダ症. 胃と腸 46：1213-1224, 2011.
2) 兵頭政光, 他：嚥下内視鏡検査におけるスコア評価基準（試案）の作成とその臨床的意義. 日耳鼻 113：670-678, 2010.
3) Kodsi BE, et al：Candida esophagitis：a prospective study of 27 cases. Gastroenterology 71：715-719, 1976.
4) 井上　泉, 他：食道疾患—生活習慣とのかかわりを含め. 感染性食道疾患. 成人病と生活習慣病 40：891-894, 2010.
5) 髙田　丈, 他：健常成人にみられた食道カンジダ症2例とその治療. 消化器内視鏡の進歩 47：152-153, 1995.
6) 寺田友紀：頭頸部がん治療後の嚥下障害 嚥下医学 5：257, 2016.
7) 深在性真菌症のガイドライン作成委員会：深在性真菌症の診断・治療ガイドライン 2014. 151-157頁, 協和企画, 東京, 2015.

（受付日 2017年6月22日　受理日 2017年9月8日）

Esophageal candidiasis with dysphagia

Matsui H, Suzuki Y, Okazaki M and Araki N

Department of Otolaryngology, Head and Neck Surgery, Nihonkai General Hospital

　Esophageal candidiasis is one cause of dysphagia, and while it is often experienced in daily practice, few reports have focused on dysphagia. We herein report two cases of dysphagia in which esophageal candidiasis was considered the cause. We also describe our evaluation of the swallowing function for these cases. Case 1 was a 65-year-old man with no particular medical history. The upper gastrointestinal endoscopic findings resulted in a diagnosis of mild esophageal candidiasis. Dysphagia occurred due to laryngeal clearance disorder. He was treated with MCZ and AMPH-B in sequence. Case 2 was a 78-year-old man with a history of head and neck squamous cell carcinoma of unknown primary cause. He originally complained of a mild swallowing disorder because of right radical neck dissection and chemoradiotherapy. Esophageal candidiasis occurred during follow-up observation, causing worsening of the pharyngeal clearance disorder and swallowing induction. The development of esophageal candidiasis during follow-up exacerbated the throat clearance disorder and deglutition induction. The patient's dysphagia was thus markedly exacerbated. He was ultimately treated with MCFG.

原著

進行性の四肢筋力低下・嚥下障害で発症し，筋萎縮性側索硬化症との鑑別を要した neurolymphomatosis の 85 歳男性例

宮川　晋治，山﨑　幹大，谷口　　洋

　症例は 85 歳男性．約 5 週間の経過で四肢筋力低下が進行して，歩行困難のため入院した．構音障害や嚥下障害も加わり，誤嚥性肺炎も併発した．舌には萎縮や筋線維束性収縮は認めなかったが，球症状や四肢の筋萎縮と筋線維束性収縮から筋萎縮性側索硬化症（ALS）が疑われた．しかし，嚥下内視鏡では右迷走神経麻痺に伴うカーテン徴候と右声帯麻痺があり，咽頭麻痺の左右差と早期からの声帯麻痺の存在からは ALS 以外の疾患を考慮した．血清可溶性 IL-2 受容体の上昇と髄液細胞増多があり，ランダム皮膚生検で B 細胞性リンパ腫の診断となり，髄液フローサイトメトリーで κ 鎖のモノクローナリティを認めたことから，neurolymphomatosis と診断した．R-CHOP 療法で右迷走神経麻痺は改善し，カーテン徴候や軟口蓋の左右差および声帯麻痺は消失した．ALS は球症状を呈することが多いが，咽頭麻痺の左右差や早期からの声帯麻痺を認めた場合は，ALS 以外の疾患を念頭に置いて精査を進めていく必要がある．

Key words：neurolymphomatosis，筋萎縮性側索硬化症，迷走神経麻痺，喉頭麻痺，嚥下内視鏡検査

はじめに

　嚥下内視鏡検査は，有用な嚥下機能評価の方法であるが，時に診断にも寄与する．筋萎縮性側索硬化症（以下，ALS）は嚥下障害を呈する代表的な神経疾患であり，嚥下障害や四肢筋力低下で発症し，徐々に増悪する進行性の疾患である．嚥下内視鏡所見の特徴として，軟口蓋麻痺は比較的早期に出現することがあるが，咽頭麻痺の左右差や，早期からの声帯麻痺は少ない．今回，われわれは臨床症状からは ALS が疑われたものの，嚥下内視鏡所見が疾患の鑑別に有用であった一例を報告する．

症　例

【症例】：85 歳，男性．
【主訴】：歩きにくい，両手先が使いにくい，飲み込みにくい．
【既往歴】：陳旧性心筋梗塞，発作性心房細動．
【家族歴】：特記事項なし．
【現病歴】：X 年 12 月中旬より歩きにくさ，両手先の使いにくさが出現．腰痛が出現し，四肢筋力低下としびれ感が徐々に進行した．1 月 5 日に当科を受診し，四肢遠位の筋力低下と腱反射低下，手内筋萎縮があったが，舌の萎縮はなく頸椎症および腰椎症として保存的加療の方針となった．し

東京慈恵会医科大学附属柏病院神経内科
別刷請求先：〒 277-8567　千葉県柏市柏下 163-1　東京慈恵会医科大学附属柏病院神経内科　宮川晋治

かし，その後も四肢筋力低下は進行し，歩行困難となったため1月17日に整形外科で入院した．安静にもかかわらず入院後も症状は進行し，1月26日には構音障害や飲水でのむせといった球症状も出現した．2月に入ると誤嚥性肺炎も併発し，2月12日に嗄声も出現して当科に紹介となった．嚥下障害および手内筋萎縮に加えて四肢の筋線維束性収縮も認め，ALSが疑われ，精査目的にて転科となった．

【身体所見】：一般身体所見において，意識清明は清明でバイタルサインに異常はなかった．皮疹はなく，体表リンパ節も触知しなかった．胸部に聴診上の異常所見は認めなかった．腹部は平坦軟で，腫瘤を触知しなかった．両側足背に軽度の浮腫を認めた．

神経学的所見としては，瞳孔は左右同大で眼球運動制限を認めなかった．開閉口を含め，顔面の運動は正常だった．口腔内からの観察では軟口蓋の挙上に左右差はなかった．挺舌は歯列を越え，舌運動も良好であり萎縮や筋線維束性収縮は認めなかった．水ではむせこみがあったが，とろみをつければ嚥下可能であった．気息性嗄声があり全体的に小声であったが構音障害が目立たず概ね了解可能であった．最大発声持続時間は3秒であった．近位筋がMMT4レベル，遠位筋はMMT1から2レベルで，遠位筋優位の四肢筋力低下があり握力は左右ともに0 kgであった．四肢の腱反射は消失しており，四肢に筋線維束性収縮を認め，下位運動ニューロン徴候が示唆された．錐体路徴候を示唆する病的反射は認めず，両側Lasègue徴候が陽性であった．改訂長谷川式簡易知能評価スケールは30点中16点と認知機能障害を認めた．

【検査所見】：血液検査では血算でHb10.4 g/dLと軽度の貧血があり，生化学検査でCK 86 U/Lと上昇なく，CRP 2.9 mg/dLと誤嚥性肺炎後の炎症反応の上昇を認めた．肺機能検査では肺活量が1.75 L，努力性肺活量が61.4 %と拘束性障害を認めた．神経伝導検査では運動神経である脛骨神経が導出不良であったのに加え，感覚神経である腓腹神経も導出されずALSとは合致しない所見であった．嚥下内視鏡検査では，全体的に唾液の残留が多く，右鼻咽腔閉鎖不全，カーテン徴候（発声で咽頭後壁が左へ偏位），右声帯麻痺を認めた（図1）（動画1）．咽頭感覚の低下は明らかではなかった．

【経過】：嚥下内視鏡検査の所見から，ALS以外の疾患を鑑別すべく全身検索を行った．髄液検査では，細胞数124/μL（多核：単核＝2：122），蛋白265 mg/dLと髄液細胞数と蛋白の上昇を認め，髄液細胞診はclassIIIであった．胸腹部CTでは明らかな占拠性病変やリンパ節腫大を認めなかったが，追加の血液検査で可溶性IL-2受容体は7,240 U/mLと上昇しており，リンパ腫を疑った．ランダム皮膚生検ではCD20陽性リンパ球の浸潤を認め（図2），骨髄生検でびまん性大細胞型B細胞性リンパ腫（DLBCL）と診断された．腰椎造影MRIでは馬尾神経の肥厚と造影増強効果を認め（図3），リンパ腫の馬尾への浸潤が疑われ，髄液のフローサイトメトリーでは髄液細胞のκ鎖のモノクローナリティーを確認できたことから，DLBCLが中枢および末梢神経に浸潤したneurolymphomatosisの状態であると判明した．

入院53病日に腫瘍血液内科へ転科し，MTX＋Ara C＋PSLの3剤併用の髄注とR-CHOPによる全身化学療法を2コース施行後の嚥下内視鏡検査では，右声帯麻痺や軟口蓋の左右差は改善した（動画2）．しかし，その後は入院85病日に肺炎を併発したため，経腸栄養が中止となり中心静脈栄養管理となった．肺炎改善後に再度化学療法を施行したが，化学療法に伴う発熱性好中球減少症の状態を繰り返した．そのため直接嚥下訓練の開始には至らず，経管栄養の再開も困難であり栄養確保も経静脈栄養に頼らざるを得なかった．心房細動の頻脈発作からの心不全の増悪も加わり，全身状態は徐々に悪化し，原病の進行により入院114病日に肺炎からの多臓器不全で死亡となった．

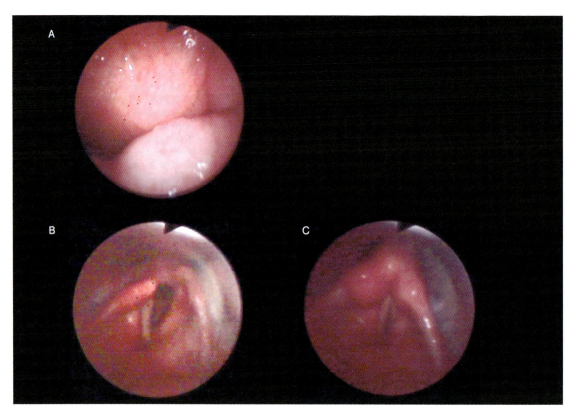

図1 嚥下内視鏡検査
A：右鼻咽腔閉鎖不全を認める．
B/C：右声帯の動きは不良であり，右声帯麻痺を認める．
　　　声門開大時（B），声門閉鎖時（C）

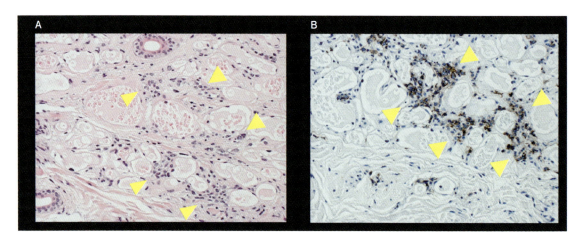

図2 皮膚生検
A：HE染色（20倍）　表皮下の血管間間質を中心にびまん性に異型リンパ球の集簇を認める（矢頭）．
B：CD20免疫染色（20倍）　これらの異型リンパ球はCD20陽性であり，B細胞性リンパ腫と考えられる（矢頭）．

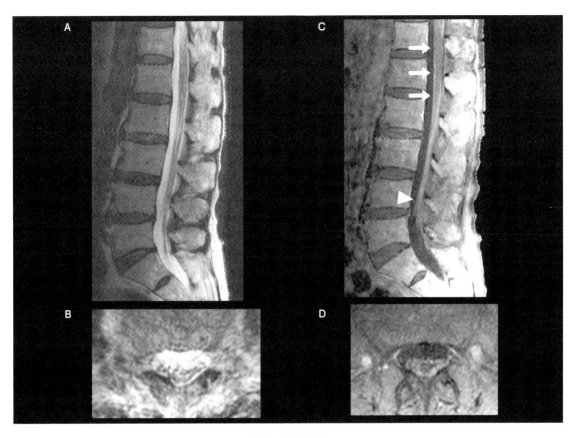

図3 腰椎 MRI
T2 強調画像矢状断（A），L2/3 レベルの水平断（B）：馬尾の肥厚を認める（矢頭）．
Gd 造影強調画像矢状断（C），L2/3 レベルの水平断（D）：脊髄表面（矢印）および馬尾神経（矢頭）の造影効果を認める．

考 察

 本例は進行性の四肢筋力低下，嚥下障害で発症し，手内筋萎縮に加えて四肢の筋線維束性収縮も認めたことから，経過がやや早いが ALS を疑った．しかし嚥下内視鏡検査での咽頭麻痺の左右差や，早期からの声帯麻痺の存在から ALS 以外の疾患を考え，全身検索により neurolymphomatosis の確定診断に至った．

 neurolymphomatosis（NL）はリンパ腫の末梢神経浸潤の呼称であり，1934 年に Lhrmitte らが初めて報告した．NL は，① 中枢神経や髄軟膜への悪性リンパ腫の浸潤，転移を有する症例に生じた末梢神経へのリンパ腫浸潤，② 化学療法後の全身性リンパ腫や寛解後の再発として生じた末梢神経へのリンパ腫浸潤，③ 全身性リンパ腫や中枢神経系リンパ腫を有さず，末梢神経へのリンパ腫浸潤．④ primary leptomeningeal lymphoma が神経根に浸潤したもの，に分類される[1]．本例は①に相当した．NL は B 細胞性リンパ腫が大多数であり，多くは週から月単位での進行する．典型的症状は有痛性の多発神経障害，神経根障害であるが，脳神経麻痺も 20％で初発症状となる．左右対称の場合も左右差も認める場合もあり，舌下神経に浸潤し本症例と同様に ALS 様の舌萎縮で発症した例や[2]，舌咽・迷走神経に浸潤し嗄声・嚥下障害で発症した例もある[3]．

 一方，ALS は運動神経が緩徐に障害される疾患である．初発症状として圧倒的に多いのは四肢筋力低下や筋萎縮であるが，嚥下障害や嗄声と

いった球症状で発症することもある．下畑らの検討では発症年齢により初発症状が異なるとされ，70歳未満の発症では球麻痺は約23％であるが，70歳以上の高齢発症のALSでは約63％で球麻痺を初発症状とすると報告されており[4]，Forbesらの検討でも80歳以上で発症したALSでは約50％が球麻痺で発症したとされる[5]．このようにALSを高齢で発症する場合には球麻痺で発症する頻度が多い傾向にあり，球麻痺を認めた場合には常に鑑別として考慮しておく必要がある．しかし，球麻痺発症例でも咽頭麻痺に左右差を認めることや，早期からの声帯麻痺が出現することは少ない．Lederらの嚥下障害を有するALSにおける嚥下内視鏡の17例の検討では，8人（47％）で軟口蓋麻痺を有していたが，声帯麻痺は1例も認めなかった[6]．声帯麻痺を初発症状として発症するALSはごく少数の報告があるのみである[7]．Leberらの報告では球症状の左右差について記載はないが，われわれの経験ではALSがワレンベルグ症候群のように明らかな左右差をもった咽喉頭麻痺を示すことはない．咽頭麻痺の明らかな左右差や早期からの声帯麻痺の存在を認めた場合には，むしろALS以外の疾患を念頭に置く必要がある．

嚥下内視鏡検査では，嚥下機能の評価やその代償法の検討に重きが置かれるが，原因疾患の鑑別に役立つことを忘れてはならない．

文　献

1) 堤内路子，清水　潤：悪性リンパ腫と神経系，Neurolymphomatosis．神経内科　73：30-35，2010．
2) 須貝章弘，他：両側舌萎縮で発症した神経リンパ腫症の1例．臨神経　52：589-591，2012．
3) Sakai N, et al：Primary neurolymphomatosis of the lower cranial nerves presenting as Dysphagia and hoarseness: a case report. J Neurol Surg Rep **75**：e62-66, 2014.
4) 下畑享良，他：筋萎縮性側索硬化症の発症年齢と初発症状についての検討．臨神経 46：377-380，2006．
5) Forbes RB, et al：The epidemiology of amyotrophic lateral sclerosis (ALS/MND) in people aged 80 or over. Age Ageing **33**：131-134, 2004.
6) Leder SB, et al：Use of fiberoptic endoscopic evaluation of swallowing (FEES) in patients with amyotrophic lateral sclerosis. Dysphagia **19**：177-181, 2004.
7) 玉井孝司，他：声帯麻痺による嗄声で発症した筋萎縮性側索硬化症の1例．神経内科　**70**：408-410，2009．

（受付日2017年8月15日　受理日2017年11月6日）

A case of neurolymphomatosis with progressive weakness and bulbar paralysis, mimicking ALS

Miyagawa S, Yamazaki M and Yaguchi H

Department of Neurology, The Jikei University Kashiwa Hospital

A 85-year-old man admitted to our hospital with progressive limb muscle weakness in about 5 weeks. Bulbar paralysis and hoarseness appeared, aspiration pneumonia also occurred. We originally suspected amyotrophic lateral sclerosis from muscle atrophy and fasciculation. However, laryngeal fiberscope showed unilateral pharyngeal paralysis and vocal cord paralysis. We considered a disease other than ALS, from laterality of pharyngeal paralysis and vocal cord paralysis in early stage. Cerebrospinal fluid cells increased and serum soluble IL2 receptor elevated. Random skin biopsy resulted in the diagnosis of B cell lymphoma. Cerebrospinal fluid flow cytometry revealed monoclonality of κ chain. We diagnosed to neurolymphomatosis. Chemotherapy improved right vagal paralysis. Laryngeal fiberscope is useful not only for assessment of swallowing function but also for differential diagnosis.

原 著
市販ゲル化剤の種類と作製条件によるゲルのテクスチャー特性比較

上羽 瑠美[1]，横山 明子[1]，臼倉 絵美[1]，後藤多嘉緒[1]，
佐藤 拓[1]，兼岡 麻子[2]，荻野亜希子[2]，井口はるひ[2]，
二藤 隆春[1]，山岨 達也[1]

> 嚥下調整食に対応したゲル化剤の使用方法に関する検証は少ない．本検討では，カラギーナン，ペクチン，キサンタンガム－ローカストビンガムを含む3種類の市販ゲル化剤を用いて水ゲルを作製し，使用量や作製条件によるテクスチャー特性を比較検証した．
> カラギーナン製剤とキサンタンガム－ローカストビンガム製剤は，使用量の増加に伴い，硬さが増加したが，凝集性や付着性，弾力性に変化を認めなかった．一方，ペクチン製剤は，使用量の増加に伴い，凝集性や弾力性は変わらないものの，付着性と脆さが増加した．3種類のゲル化剤のうち，付着性が高かったのはペクチン製剤で，凝集性が高かったのはキサンタンガム－ローカストビンガム製剤であった．脆さが測定できたのはペクチン製剤のみであった．
> ゲル化に際して，冷却前の室温静置時間や糖添加はテクスチャー特性にほとんど影響を与えなかった．塩添加するとカラギーナン製剤とキサンタンガム－ローカストビンガム製剤において，硬さの増加と凝集性の低下を認め，脆さが計測可能となったが，ペクチン製剤では硬さと付着性が低下した．
> ゲル化剤の使用量で硬さを調節しても，嚥下調整食コードと対応しない場合があり，各ゲル化剤の特徴を十分理解したうえで，使用することが望ましい．
>
> 嚥下医学　7：103-114，2018

Key words：ゲル化剤，テクスチャー，カラギーナン，ペクチン，キサンタンガム－ローカストビンガム

はじめに

咀嚼・嚥下機能が低下した患者に対して，機能の代償効果や安全面を配慮して，液体へのとろみ付加や食事の調整が行われる．わが国では，高齢化社会に伴い，とろみ調整食品やゲル化剤（液体を固める食品）など咀嚼・嚥下困難者用食品の販売量が増加している[1]．多くのとろみ調整食品ではとろみの程度に対応した使用量が記載されているが，ゲル化剤に関しては咀嚼・嚥下機能に応じた具体的な使用方法が記載されていない．

嚥下調整食に関して，2013年に「日本摂食嚥下リハビリテーション学会嚥下調整食分類2013」（以下，嚥下調整食分類）が規定され[2]．特にゼリー状食品に関して，コード0jと1jと分類された．コード0jは均質で付着性が低く，凝

[1] 東京大学医学部耳鼻咽喉科・頭頸部外科，[2] 東京大学医学部附属病院リハビリテーション部
別刷請求先：〒113-8655　東京都文京区本郷7-3-1　東京大学耳鼻咽喉科・頭頸部外科　上羽瑠美

表1 各種物性基準と嚥下調整食分類2013

A. 嚥下食ピラミッド

	L0	L1	L2	L3	L4
硬さ（N/m²）	2000-7000	1000-10000	<12000	<15000	<40000
凝集性	0.2-0.5	0.2-0.7	0.2-0.7	0.2-0.9	
付着性（J/m³）	<200	<200（*¹）	<300（*²）	<1000	<1000

*¹ 凝集性0.4前後の場合500まで可
*² 凝集性0.4前後の場合800まで可

（坂井真奈美 他, 2006[3]より引用）

B. えん下困難者用食品の規格基準

	I	II	III
硬さ（N/m²）	2500-10000	1000-15000	300-20000
凝集性	0.2-0.6	0.2-0.9	―
付着性（J/m³）	<400	<1000	<15000

（厚生労働省医薬食品局食品安全部長通知, 2009[4]より引用）

C. 嚥下調整食分類2013による他基準との対応（参考値）

	嚥下調整食コード			
	0j	1j	2-1	3
嚥下食ピラミッド	L0	L1, L2	L3	L4
えん下困難者用食品の規格基準	I	II	II, III	記載なし

（日本摂食・嚥下リハビリテーション学会嚥下調整食分類2013, 2013[2]より引用）

集性が高く，硬さがやわらかく，離水が少ないゼリーで，スライス状にすくうことが容易で，スプーンですくった時点で適切な食塊状となっているものとされる．コード1jは，ゼリーに加えてプリンやムース状の食品を含み，コード0jよりも物性は広い範囲に及ぶものとされる．コード0j，1jともに硬さや付着性，凝集性といった食品テクスチャーの配慮が必要とされるが，物性基準は他の基準に基づく参考値である．他の物性基準として，嚥下食ピラミッド[3]，えん下困難者用食品基準[4]，ユニバーサルデザインフード[5]があり，嚥下調整食分類のコード0jと1jに相当する物性は表1に示すようになる．嚥下調整食分類は日本嚥下医学会や他学会からも追従されていることから，ゼリー状食品を作製する際に使用される市販ゲル化剤に関して，特徴や使用方法による物性への影響を明らかにしておくことが望ましい．

そこで，本研究では，カラギーナン，ペクチン，キサンタンガム－ローカストビンガムをゲル化の主成分とする3種類の市販ゲル化剤を用いて蒸留水をゲル化し，使用量やゲル化剤の種類によるテクスチャー特性の違いを検証した．さらに，各ゲル化剤別に，ゲル化する際の冷却条件によるテクスチャー特性の違い，および糖や塩によるテクスチャー特性への影響についても検討した．

なお，本論文では一般的にゲル化剤やゼリー調整食品，ゼリー化補助食品，ゲル化調整食品といわれているものを「ゲル化剤」と用語を統一して用いた．

方　法

1. 試料の準備

① 材料

ゲル化剤は，ゲル化剤Aとしてカラギーナン製剤（アクアジュレパウダー®，㈱フードケア），ゲル化剤Bとしてペクチン製剤（混ぜてもジュレお茶用®，㈱フードケア），ゲル化剤Cとしてキサンタンガム＋ローカストビンガム製剤（ソフティアG®，㈱ニュートリー）を使用した．水ゲルの作製には蒸留水を使用し，糖添加ゲルの作製には蒸留水とショ糖を，塩添加ゲルの作製には生

表2 各ゲル化剤の使用量と水ゲルのテクスチャー

		濃度	使用量	硬さ(N/m^2)	凝集性	付着性(J/m^3)	脆さ(N)	弾力性
ゲル化剤A	①	1.96 %	2 g	2404±698	0.53±0.05	50.8±6.4	−	1.14±0.08
	②	2.91 %	3 g	5926±1354	0.46±0.10	39.9±4.3	−	1.10±0.04
	③	3.85 %	4 g	11149±1504	0.49±0.02	33.9±1.9	−	1.06±0.02
ゲル化剤B	①	4.76 %	5 g	4295±477	0.33±0.03	198.6±34.5	0.60±0.28	1.53±0.17
	②	6.98 %	7.5 g	10128±388	0.35±0.02	353.0±49.6	1.56±0.21	1.65±0.18
	③	9.09 %	10 g	15786±2469	0.33±0.03	510.3±39.4	1.81±0.15	1.87±0.12
ゲル化剤C	①	0.50 %	0.5 g	2226±618	0.67±0.06	25.3±4.1	−	1.09±0.03
	②	0.99 %	1.0 g	7840±906	0.66±0.03	28.3±5.8	−	1.03±0.04
	③	1.48 %	1.5 g	15973±1459	0.60±0.02	35.7±1.2	−	1.03±0.02

理食塩水(NaCl 0.9 %)を使用した．

② 試料作製方法

各ゲル化剤の使用量は，表2に示すように，予備実験により硬さが2000−20000 N/m^2の範囲(嚥下食ピラミッドL0の下限値とL3の上限値を超えた値)となる3段階を設定した．水ゲルの作製として，蒸留水を80℃に到達するまで過熱し，うち100 mLを計量し各ゲル化剤と素早く混和させ，1秒間に3回撹拌のペースで60秒撹拌して完全に溶解させた．続いて，物性測定用である直径40 mm，高さ15 mmの金属シャーレに充填し，室温に5分静置して粗熱を取り除き，乾燥防止のための蓋付ステンレス製ケースに入れ，4℃の冷蔵庫で20±2時間静置してゲルを作製した．糖添加ゲルの場合は，加熱した蒸留水で10 %ショ糖溶液を作製し，80℃まで再加熱した後，水ゲルと同様にゲル化剤を溶解させた．塩添加ゲルの場合は，生理食塩水を過熱してゲル化剤を溶解させた．

2．力学的物性評価方法

テクスチャー特性(硬さ・凝集性・付着性・脆さ・弾力性)は，小型卓上試験機EZ-SX(島津製作所)を用いて，「嚥下食ピラミッド」の物性測定基準に従い，直径20 mmのプランジャーで，クリアランス5 mm，圧縮速度1 mm/sec，測定温度20℃，定速2回圧縮することで得られるテクスチャー曲線より算出した．「えん下困難者用食品の規格基準」の圧縮速度10 mm/secとは異なっているが，諸家の報告で，嚥下関連食品の物性測定には圧縮速度1 mm/secのほうが適しているとの見解[1, 6]を参考にした．

図1に示すように，硬さは，1回目の圧縮で得られる山のピークの点の高さ(H_1)から，「硬さ=H_1/入力電圧」の式で算出し，単位はN/m^2である．付着性は，1回目の圧縮を終えて試料がプランジャーを引っ張るときに生じるB_1の面積から算出し，単位はJ/m^3となる．凝集性は，1回目と2回目の圧縮から得られるA_1とA_2の面積の比であり，凝集性には単位がない．脆さは，圧縮中に多峰形として表れる1回目の谷の高さ(H_2)とH_1との差で表し，単位はNである．つまり，圧縮中に圧が多峰性にならないと測定できない．弾力性は，外力による変形が力を取り去ったときに回復する割合のことで，1回目と2回目の圧縮開始点からピーク点の時間T_1とT_2の比で示される[7]．各サンプルにつき，6回測定を行った．

3．検証項目

3-1 テクスチャー特性への影響に関する検証

① ゲル化剤の種類と使用量による影響

3種類のゲル化剤でそれぞれ3段階の硬さの水ゲルを作製し，硬さ・凝集性・付着性・脆さ・弾

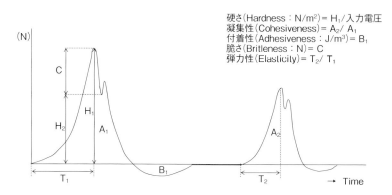

図1 2バイト圧縮試験による応力変化曲線と各パラメータの解析方法

力性を測定した．

② ゲル化する際の冷却前の室温静置時間による影響

冷却時の条件を変えてテクスチャー特性への影響を検証するため，金属容器に充填後，室温静置時間 5 分後に 4 ℃の低温室で冷却して作製したゲルと，室温静置時間 2 時間後に低温室で冷却して作製したゲルを準備した．各ゲル化剤別に，3 段階の濃度で室温静置時間 5 分と 2 時間のゲル間での硬さ・凝集性・付着性・脆さ・弾力性を比較した．

③ 糖添加による影響

各ゲル化剤別に 10 ％ショ糖溶液で糖添加ゲルを作製した．各ゲル化剤別に，3 段階の濃度で水ゲルと糖添加ゲルの硬さ・凝集性・付着性・脆さ・弾力性を比較した．

④ 塩添加によるテクスチャー特性への影響

各ゲル化剤別に，生理食塩水で塩添加ゲルを作製した．各ゲル化剤別に，3 段階の濃度で水ゲルと塩添加ゲルの硬さ・凝集性・付着性・脆さ・弾力性を比較した．

3-2 各ゲル化剤において濃度別水ゲルの嚥下調整食コードの調査

前述の検証により求めた，硬さ・凝集性・付着性より，表 1 をもとに，該当する嚥下調整食コードを決定した．

4．解析

統計学的検定は，GraphPad Prism version 6.07 (GraphPad Software, Inc.) を使用した．各ゲル化剤別に濃度別試料間のテクスチャー特性の比較は，一元配置分散分析の後に post-hoc として Holm-Sidak 法による多重比較を行い，有意水準を 5 ％未満とした．また，各ゲル化剤各濃度別の，冷却条件の違いによるゲル物性の比較，糖添加や塩添加の有無による水ゲルとの物性比較には，二元配置分散分析による条件間比較を行い，post-hoc として Bonferroni 法による多重比較を行い，有意水準を 5 ％未満とした．

結　果

1．ゲル化剤の種類と使用量による影響

硬さに関して，各ゲル化剤において，濃度が高くなると硬さも増加した．凝集性に関して，ゲル化剤 A とゲル化剤 B は濃度によって凝集性に差を認めなかったが，ゲル化剤 C では濃度 1.48 ％のほうが 0.50 ％よりも凝集性が低下した（$P<0.001$）．付着性に関して，ゲル化剤 A・C ともに 100 J/m^3 未満と低値であり，濃度による付着性の有意差は認めなかった．しかし，ゲル化剤 B は他 2 種よりも付着性が高く，濃度の上昇とともにさらに付着性が増加した（$P<0.001$）．弾力性に関して，ゲル化剤 A・C は濃度の影響を受けることなく，弾力性は 1.0 程度のままであったが，

ゲル化剤Bは，付着性と同様に他2種よりも弾力性が高く，濃度の上昇とともに上昇した（P<0.05）．脆さに関して，ゲル化剤A・Cともに1回目圧縮中に多峰形として表れず測定できなかったが，ゲル化剤Bでは濃度の上昇とともに脆さが上昇した（P<0.01）（表2，図2）．

2. ゲル化する際の冷却前の室温静置時間による影響に関して

硬さ，付着性，弾力性，脆さに関しては，各ゲル化剤の各濃度において室温静置時間による影響を認めなかった．凝集性に関して，ゲル化剤Aとゲル化剤Cの一部の濃度において静置時間が長くなると凝集性が低下した（ゲル化剤A1.96％；P<0.0001，ゲル化剤C1.48％；P<0.05）（表3，図3）．

3. 糖添加によるテクスチャー特性の変化

硬さに関して，ゲル化剤C1.48％では，糖添加ゲルのほうが水ゲルよりも硬さが低下したが，ほかすべてにおいて，糖添加による影響を認めなかった（図4）．凝集性，付着性，弾力性，脆さに関しては，各ゲル化剤の各濃度において糖添加による影響を認めなかった（表4，図4）．

4. 塩添加によるテクスチャー特性の変化

塩添加ゲルにおいては，糖添加ゲルとは全く異なった結果となった．硬さに関して，ゲル化剤Aとゲル化剤Cでは，ほぼすべての濃度において塩添加ゲルのほうが有意に硬くなった（P<0.05 0.0001）．逆に，ゲル化剤Bでは，各濃度で塩添加により有意に硬さが低下した（P<0.01 0.0001）．凝集性に関しては，ゲル化剤AとCでは各濃度において塩添加ゲルのほうが水ゲルよりも有意に低下した（P<00.0001）が，ゲル化剤Bでは塩添加による凝集性の変化を認めなかった．付着性に関して，ゲル化剤A・Cともに付着性が低く，塩添加による付着性の有意差は認めなかった．一方，ゲル化剤Bでは低濃度の場合，塩添加による付着性の有意な低下を認めた．弾力性に関して，ゲル化剤Cでは各濃度で塩添加による影響を認めなかったが，ゲル化剤AとBが低濃度の場合，塩添加により弾力性が増加した．脆さに関して，ゲル化剤AとCは水ゲルでは1回目圧縮中に多峰形として現れず，脆さの測定が不可能であったが，塩添加により，脆さが測定可能となり，濃度が増すにつれて脆さが上昇した．ゲル化剤Bでは各濃度において塩添加により脆さが低下した（表5，図5）．

5. 各ゲル化剤濃度別水ゲルの嚥下調整食コード

ゲル化剤Aにおいては，1.96％は嚥下調整食コード1j，2.91％は0j，3.85％は1jに相当した．1.96％は硬さが低いものの，凝集性が0.5を超えており，1jとなった．ゲル化剤Bは，4.76％はコード0jに，6.98％は硬さの影響で1jとなった．さらに9.09％になると硬さが15000 N/m^2 を超えたため，嚥下調整食コード3に相当した．ゲル化剤Cは，低濃度であっても凝集性が0.5を超えたため，0.50％でコード1jとなり，0.99％も同様に1jで，1.48％では硬さが15000 N/m^2 を超えたため，嚥下調整食コード3となった（表6）．

考　察

わが国では近年，摂食嚥下障害患者に対する機能補助食品として，とろみ調整食品やゲル化剤が多く開発され市場に流通している．しかしながら，嚥下機能や嚥下調整食分類に対応した市販ゲル化剤の使用方法に関しては説明が記載されておらず，市販ゲル化剤の使用方法に関する理解が乏しいまま臨床現場で使用されている．本検討では，市販のゲル化剤のうち，主なゲル化剤（多糖類）としてカラギーナン，ペクチン，キサンタンガム－ローカストビンガムを含む3種類を用いて，同程度の硬さに調整したゲルを作製し，使用量や作製条件によるテクスチャー特性を比較検証した．

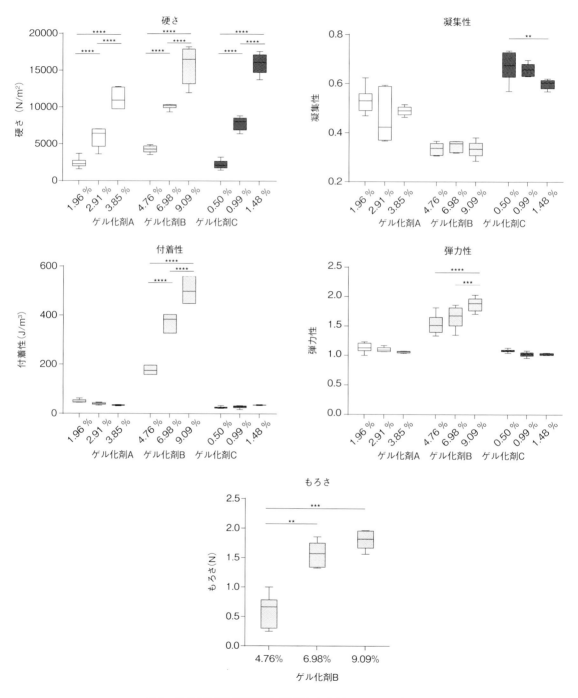

図2　各ゲル化剤3段階濃度で作製した水ゲルのテクスチャー
＊＊：P<0.01，＊＊＊：P<0.001，＊＊＊＊：P<0.0001

表3 室温静置2時間での水ゲルのテクスチャー

		硬さ(N/m²)	凝集性	付着性(J/m³)	脆さ(N)	弾力性
ゲル化剤 A	①	4094 ± 526	0.36 ± 0.03	48.5 ± 1.8	−	1.12 ± 0.04
	②	5925 ± 1163	0.49 ± 0.03	37.3 ± 2.8	−	1.17 ± 0.06
	③	11654 ± 815	0.42 ± 0.02	33.2 ± 0.8	−	1.05 ± 0.02
ゲル化剤 B	①	4236 ± 258	0.35 ± 0.03	169.4 ± 21.3	0.53 ± 0.16	1.54 ± 0.16
	②	9375 ± 1311	0.36 ± 0.04	379.4 ± 75.5	1.67 ± 0.39	1.59 ± 0.16
	③	14502 ± 1953	0.37 ± 0.04	463.1 ± 100.0	1.84 ± 1.04	1.78 ± 0.22
ゲル化剤 C	①	2302 ± 382	0.67 ± 0.06	26.0 ± 3.9	−	1.09 ± 0.03
	②	7726 ± 719	0.61 ± 0.05	34.7 ± 11.9	−	1.05 ± 0.04
	③	14848 ± 767	0.51 ± 0.09	35.6 ± 1.4	−	1.03 ± 0.02

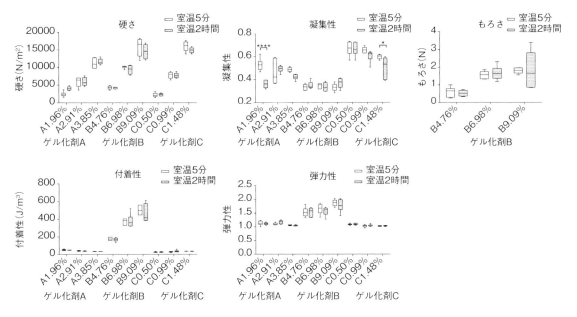

図3 室温静置時間による水ゲルのテクスチャー比較
＊：P<0.05，＊＊＊＊：P<0.0001

表4 糖添加ゲルのテクスチャー

		硬さ(N/m²)	凝集性	付着性(J/m³)	脆さ(N)	弾力性
ゲル化剤 A	①	2414 ± 841	0.55 ± 0.08	40.7 ± 7.0	−	1.12 ± 0.04
	②	4753 ± 1376	0.53 ± 0.09	36.6 ± 2.3	−	1.10 ± 0.08
	③	11641 ± 1133	0.53 ± 0.02	34.9 ± 3.1	−	1.06 ± 0.04
ゲル化剤 B	①	5015 ± 779	0.34 ± 0.03	212.1 ± 19.4	0.73 ± 0.37	1.50 ± 0.18
	②	10158 ± 900	0.38 ± 0.02	301.5 ± 20.1	1.78 ± 0.36	1.69 ± 0.13
	③	15651 ± 1591	0.36 ± 0.06	530.0 ± 117.5	2.28 ± 0.80	1.86 ± 0.18
ゲル化剤 C	①	1581 ± 119	0.73 ± 0.08	25.6 ± 4.4	−	1.10 ± 0.04
	②	7524 ± 1453	0.64 ± 0.04	31.1 ± 3.3	−	1.04 ± 0.05
	③	12934 ± 462	0.56 ± 0.02	37.3 ± 0.7	−	1.05 ± 0.03

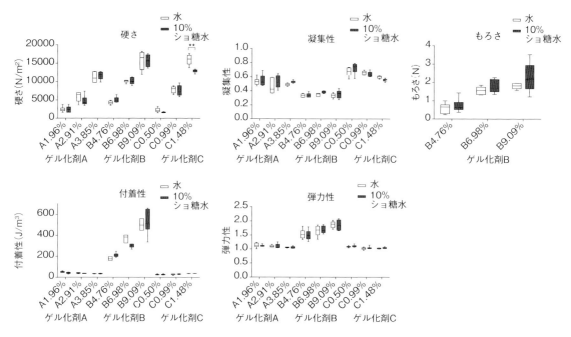

図 4 水ゲルと糖添加ゲルとのテクスチャー比較
** : P<0.01

表 5 塩添加ゲルのテクスチャー

		硬さ (N/m²)	凝集性	付着性 (J/m³)	脆さ (N)	弾力性
ゲル化剤 A	①	2864 ± 279	0.25 ± 0.03	37.1 ± 8.0	−	2.31 ± 0.11
	②	10318 ± 1204	0.17 ± 0.01	54.3 ± 11.3	−	1.65 ± 0.42
	③	19800 ± 502	0.17 ± 0.01	82.7 ± 16.6	−	1.16 ± 0.07
ゲル化剤 B	①	2045 ± 54	0.35 ± 0.02	82.1 ± 14.3	0.14 ± 0.03	2.05 ± 0.07
	②	5511 ± 727	0.37 ± 0.03	223.6 ± 47.3	0.88 ± 0.21	1.89 ± 0.10
	③	9513 ± 1165	0.36 ± 0.02	454.9 ± 124.8	1.62 ± 0.30	2.01 ± 0.17
ゲル化剤 C	①	4093 ± 150	0.28 ± 0.03	29.4 ± 8.0	−	1.12 ± 0.03
	②	12339 ± 1322	0.22 ± 0.02	29.5 ± 1.7	−	1.13 ± 0.05
	③	19961 ± 1088	0.22 ± 0.01	40.9 ± 2.7	−	1.20 ± 0.03

　まず，各ゲル化剤の使用量によるゲルのテクスチャー特性に関して検証した．天然高分子である多糖類の多くは，さまざまな条件下でハイドロゲルを形成し，ゲル化の方式は多様である．ゲル化剤 A の主な成分である κ-カラギーナンは，紅藻類からアルカリ抽出により得られ，寒天の主成分であるアガロースに類似するが，硫酸を多く含む点が異なる．架橋領域が水素結合でゲル形成さ れ，熱可逆性で，加熱により融解しゾルになり，冷却によりゲルを再形成する特徴がある[8~10]．本研究では，使用量の増加に伴い，硬さが増加したが，凝集性や付着性，弾力性に変化を認めなかったことから，使用量の調節だけで物性を大きく変化させることなく硬さを調節することができるゲル化剤といえる．

　ゲル化剤 B の主なゲル化成分であるペクチン

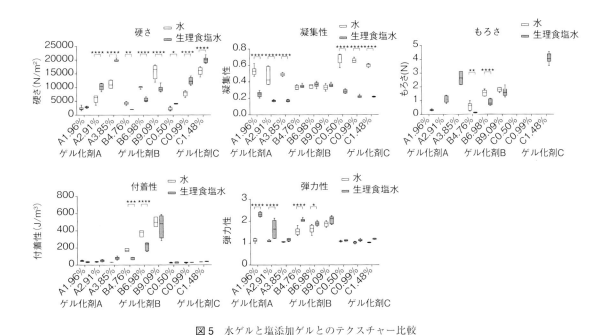

図5 水ゲルと塩添加ゲルとのテクスチャー比較
*：P<0.05，**：P<0.01，****：P<0.0001

表6 各ゲル化剤濃度別水ゲルの嚥下調整食コードと影響した要因

ゲル化剤	嚥下調整食コード	コード決定に影響した要因
A 1.96 %	1j	凝集性>0.5：嚥下食ピラミッドL1
A 2.91 %	0j	嚥下食ピラミッドL0
A 3.85 %	1j	10000<硬さ<12000：嚥下食ピラミッドL2
B 4.76 %	0j	嚥下食ピラミッドL0
B 6.98 %	1j	10000<硬さ<12000：嚥下食ピラミッドL2
B 9.09 %	3	15000<硬さ<40000：嚥下食ピラミッドL4
C 0.5 %	1j	凝集性>0.5：嚥下食ピラミッドL1
C 0.99 %	1j	凝集性>0.5：嚥下食ピラミッドL1
C 1.48 %	3	15000<硬さ<40000：嚥下食ピラミッドL4

（ペクチニン酸）は，植物や果実に含まれ，熟するに従ってしだいに可溶性のペクチンに変化する．ペクチンのカルボキシル基が7％以上のものを高メトキシルペクチン，7％以下のものを低メトキシルペクチンと区別し，高メトキシルペクチンはゲル化のために多量のスクロースと強い酸を必要とするが，低メトキシルペクチンは，カルシウムイオンなどの2価のイオンの存在下で容易にゲル化する[11]．pHは，低メトキシルペクチン添加によるゲル化には影響しない[12]．今回の研究では，他の2種類のゲル化剤と異なり，ゲル化剤Bは使用量の増加に伴って，凝集性や弾力性は変わらないものの，付着性と脆さが増加した．つまり，使用量が多くなると，硬いが崩れやすく（脆く），一方で再びまとまりやすい（ある程度付着性のある）ゲルを形成する特徴と考えられた．ま

た，ゲル化剤A，Cと比較すると，同程度の硬さであっても，付着性が高く脆さが測定できることから，ゲル化剤Bによるゲルのほうが咀嚼嚥下時に口腔内で潰しやすく，咽頭でまとまりやすいと推測される．

ゲル化剤Cの主成分であるキサンタンガムは，微生物から産出される多糖類で，食品に粘度を付加する目的で，多くの市販とろみ調整食品に含まれている[13]．キサンタンガムは単独では高濃度であってもゲル化せず，ガラクトマンナン（特にローカストビンガム）と混合し冷却することで，レオロジー挙動が大きく変化し，弾力性に富むゲルを形成する[14, 15]．本研究で使用したゲル化剤Cはキサンタンガムとローカストビンガムを含み，相乗効果による作用でゲル化する．使用量の増加とともに硬さが上昇したが，付着性は低値のままで脆さが測定できず，すべての濃度で他2種類よりも凝集性が高かった．つまり，ゲル化剤Cは，使用量が多くなると，硬く崩れにくく，咀嚼に要する力が必要な，反発力の高いゲルを形成するという特徴を有すると考えられた．

ゲル化する際の冷却前の静置時間による影響に関して，ゲル形成時の冷却速度が最終的なゲルの網目構造に影響を与えることから，同じ物性のゲルを作製するためには冷却速度を一定にするよう注意が必要とされている[16]．ペクチン製剤であるゲル化剤Bは冷却条件を変えても物性に明らかな変化をきたさなかったが，カラギーナン製剤のゲル化剤Aの低濃度（1.96％）では，室温静置時間が長いと凝集性が低下していた．緩やかに冷却することで水素結合による架橋形成が低下し，1回の圧縮で形態変化した可能性が考えられる．ゲル化剤Cにおいては高濃度（1.48％）の場合，緩徐冷却によりキサンタンガムとローカストビンガムの相互作用による高分子結合も緩やかになったため，凝集性が低下し，硬さも低下傾向を示したと推定される．

糖添加による水ゲルへの影響に関して，ショ糖濃度を10％とした理由は，果汁飲料など一般的な甘味飲料に含まれる平均的な濃度[17]であり，飲料のゲル化の際にも採用可能な濃度と考えたからである．本研究では，多くの場合10％ショ糖添加によるゲルのテクスチャーへの影響を認めなかった．カラギーナンゲルの場合，高濃度（40％）のショ糖を添加することで動的粘弾性や網目構造の均質さが増加するとされ[9]，ショ糖分子と水の水素結合のためゲル内の自由水が減少し，各分子間の水素結合が強まると想定していたが，本研究では糖添加によるテクスチャーへの影響を認めなかった．本研究でのショ糖濃度（10％）は，物性変化を生じるには濃度が低かった可能性がある．ゲル化剤Bも同様に，高濃度の糖添加によるテクスチャーパラメーターの増加が想定されたが，10％程度の糖添加ではゲル化動態に影響しなかった．ゲル化剤Cは，高濃度（1.48％）の場合に糖添加で硬さが有意に低下したが，糖添加によりキサンタンガムとローカストビンガムの高分子結合への干渉が考えられた．

塩添加による水ゲルへの影響に関して，κ-カラギーナンの場合NaClによる弱いゲル化促進効果が報告されており[10]，今回の研究でも塩添加により硬さが増加した．しかし，凝集性は低下し，水ゲルの場合には計測できなかった脆さが計測可能となったことから，塩添加したκ-カラギーナンゲルは硬さが増すものの，脆さも増し，物性測定時に2回目の圧縮に要するパワーが低下するため凝集性が低下したと推測する．低メトキシルペクチンは，カルシウムイオンによって架橋形成しゲル化が促進するが，多く添加するとゲル化が阻害されることから，適正添加量を使用すべきとされている[10]．今回，塩添加することで，硬さと付着性が低下したが，ナトリウムイオンによりカルシウム架橋が阻害され，ゲル強度が低下した可能性がある．キサンタンガム−ローカストビンガム製剤において，塩の添加により，電解質高分子であるキサンタンガム同士の静電反発が添加塩によって遮蔽され，キサンタンガム−キサンタンガムの相互作用を高めてしまい，キサンタンガム−

ローカストビンガムの相互作用が弱まるとされる[14]．今回，定説とは逆に，ゲル化剤Cにおいて塩添加により硬さが増し，脆さが測定可能となり，凝集性が低下したが，キサンタンガムは，濃度によって複素粘性率が増加したり，耐塩性が増したりすること[18]から，NaCl濃度による影響が考えられる．キサンタンガム－ローカストビンガム製剤に生理食塩水濃度で塩添加したゲルは，κ-カラギーナンゲルと同様に，硬さが増すものの脆さも増し，物性測定時に2回目の圧縮が小さくなるため凝集性が低下したのであろう．

最後に，各ゲル化剤濃度別水ゲルと嚥下調整食コードとの関係に関して，ゲル化剤使用量で硬さを調節しても，嚥下調整食コードに直結しないことが示された．今回の検証で作製した水ゲルのうち，ゲル化剤A（カラギーナン製剤）の2.91％と，ゲル化剤B（ペクチン製剤）の4.76％は嚥下調整食コード0jが該当した．しかし，ゲル化剤C（キサンタンガム－ローカストビンガム製剤）では，低濃度（0.5％）で硬さや付着性が低値であっても，凝集性が0.5を超過したために，コード0jには該当しなかった．これは，硬さや付着性から判断して柔らかく残留しにくいゲルと考えても，凝集性という数値のためにコードが1jに相当してしまう例である．凝集性は，テクスチャー曲線での1回目と2回目の圧縮から得られるA_1とA_2の面積の比（図1）であり，硬さや付着性が低い水の場合に，A_1/A_2が1となることを考慮すると，数字が高いほどまとまりがよいというものではないということに注意が必要である．摂食嚥下リハビリテーション学会による学会分類2013（食事）で，物性測定値が表記されず他基準が参考値となっており，理由として，物性に関する測定を行える機関は多くないこと，食品の物性測定方法が確立されておらず，その値と医学的効果についての研究の蓄積が少ないことが挙げられている[2]が，今回の結果のようにゲルの形態・性状と物性値の乖離に配慮していると思われる．食品ハイドロコロイドの硬さと咽頭部流速を検証した報告でも，液状試料，ゲルに対して同一の硬さの値を物性指標として用いることには問題があると提起されている[19]ことや，本研究結果を踏まえると，ゲル化剤の使用量で硬さを調節しつつも，各ゲル化剤の特徴を十分理解したうえで，嚥下調整食に使用しなければならない．

まとめ

カラギーナン，ペクチン，キサンタンガム－ローカストビンガムを含む3種類の市販ゲル化剤を用いて水ゲルを作製し，使用量や作製条件によるテクスチャー特性を比較検証した．同程度の硬さに調整したゲルのうち，付着性が高かったのはペクチン製剤で，凝集性が高かったのはキサンタンガム－ローカストビンガム製剤であった．脆さが測定できたのはペクチン製剤のみであった．作製条件によって，カラギーナン製剤とキサンタンガム－ローカストビンガム製剤は類似したテクスチャー変化を示したが，ペクチン製剤は異なる変化を呈した．また，ゲルの硬さのみで嚥下調整食コードを判断することは難しく，各ゲル化剤の特徴を十分理解したうえで，嚥下調整食に使用することが望ましい．

本研究において，開示すべき利益相反はない．

文　献

1) 神山かおる：咀嚼・嚥下困難者向け食品の品質と評価．食品と開発 **50**：72-75, 2016.
2) 日本摂食・嚥下リハビリテーション学会嚥下調整食分類2013：日摂食嚥下リハ会誌 **17**：255-267, 2013.
3) 坂井真奈美，他：臨床的成果のある段階的嚥下食に関する食品物性比較．日摂食嚥下リハ会誌 **10**：239-248, 2006.
4) 厚生労働省医薬食品局食品安全部長通知：特別用途食品の表示許可等について．2009.
5) 藤崎　亨：ユニバーサルデザインフード．日食科工 **55**：78-79, 2008.
6) 坂井真奈美，他：嚥下食の物性に及ぼす調理後の経過時間の影響．県立広島大学人間文化学部紀要 **2**：49-62, 2007.
7) 岡部　巍：食品のテクスチャー測定における咀しゃく曲線の解析．食物学会誌 **32**：1-13, 1977.

8) 柴　克宏：かんてんとカラギナン．食品ハイドロコロイドの開発と応用．208-211 頁，シーエムシー出版，東京，2007．
9) 大賀稔子，他：寒天ゲルおよびκ-カラギーナンゲルのレオロジー的性質に及ぼすショ糖の影響．日家政会誌 **47**：321-328，1996．
10) 森高初惠，他：極性多糖類のゲル化に及ぼす食塩の影響．学苑・生活科学紀要 **794**：7-13，2006．
11) 三浦　洋：ペクチンの性状とゲル化．高分子 **169**：294-301，1966．
12) 田中常雄，他：ジャム製造に関わる各因子のゲル化に及ぼす影響．北海道立食品加工研究センター報告 **3**：1-7，1998．
13) 上羽瑠美，他：経腸栄養剤へのとろみ調整食品使用に関する Line spread test による検討．嚥下医学 **4**：76-87，2015．
14) 武政　誠：キサンタンガム．食品ハイドロコロイドの開発と応用．168-176 頁，シーエムシー出版，東京，2007．
15) 高橋　亮：ガラクトマンナン．食品ハイドロコロイドの開発と応用．177-190 頁，シーエムシー出版，東京，2007．
16) 品川弘子，他：ゲル化剤の違いによるテーブルゼリーの食嗜好．帝京短期大学紀要 **8**：1-6，1991．
17) Boulton J, et al：How much sugar is hidden in drinks marketed to children? A survey of fruit juices, juice drinks and smoothies. BMJ Open. **6**：e010330, 2016.
18) 吉村美紀：多糖類（不消化性多糖）．食品機能性の科学．食品機能科学編集委員会編，481-483 頁，株式会社産業技術サービスセンター，東京，2008．
19) 秋間彩香，他：食品ハイドロコロイドのかたさ・粘度と咽頭部流速．日食科工会誌 **64**：123-131，2017．

（受付日 2017 年 8 月 26 日　受理日 2017 年 10 月 12 日）

Differences in the textural properties of hydrogels according to the gelling agent and conditions

Ueha R[1], Yokoyama A[1], Usukura E[1], Goto T[1], Sato T[1], Kaneoka A[3], Ogino A[2], Inokuchi H[2], Nito T[1] and Yamasoba T[1]

[1] Department of Otolaryngology, the University of Tokyo, Tokyo, Japan
[2] Department of Rehabilitation, the University of Tokyo Hospital, Tokyo, Japan

　The proper usage of gelling agents in accordance with the degree of swallowing dysfunction has not been well described. In this study, we prepared different hydrogels using three kinds of commercial gelling agents: carrageenan, pectin and xanthan gum (XG)-locust bean gum (LBG) mixtures. We then analyzed the texture properties of these hydrogels-namely the hardness, cohesiveness, adhesiveness, brittleness and elasticity-under various conditions, such as with different amounts of usage and in different usage environments, using a texture analyzer. For the carrageenan and XG-LBG mixture gels, the hardness increased incrementally with increased gelling agent consumption, but there were no significant changes in the cohesiveness, adhesiveness or elasticity. For the pectin gels, although the cohesiveness and elasticity did not change markedly, the adhesiveness and brittleness increased with increased gelling agent consumption. Among the three kinds of agents examined, the pectin gels had the highest adhesiveness, and the XG-LBG mixture gels had the highest cohesiveness. Only pectin gels were able to be measured for their brittleness. During gelation of each agent's solution, the cooling time at room temperature and sugar addition hardly affected the texture properties of the hydrogels. When sodium chloride was added to the carrageenan and XG-LBG mixture solutions, the hardness of the hydrogels was increased, and the cohesiveness was decreased. In contrast, when sodium chloride was added to the pectin solution, both the hardness and adhesiveness were decreased. The change in the hardness of gels based on the amount of agent used may not correlate completely with the Japanese dysphasia diet standards. We should therefore use various gelling agents for dysphasia diets with a full understanding of their properties.

Deglutition 7：103-114 , 2018

原 著

アルコールが市販ゲル化剤によるゲルの
テクスチャー特性に与える影響の検証

上羽 瑠美[1]，横山 明子[1]，臼倉 絵美[1]，後藤多嘉緒[1]，
佐藤 拓[1]，兼岡 麻子[2]，荻野亜希了[2]，井口はるひ[2]，
二藤 隆春[1]，山岨 達也[1]

> 嚥下調整食の調整にはゲル化剤を使用することが多いが，アルコール飲料に対するゲル化効果や調整方法は明らかにされていない．本研究では，カラギーナン，ペクチン，キサンタンガム-ローカストビンガム（XG-LBG）をゲル化の主成分とする3種類の市販ゲル化剤を用いて，濃度の異なるアルコールゲルを作成し，アルコール濃度やゲル化剤の使用量によるテクスチャー特性への影響を力学的物性測定を行い検証した．
> カラギーナン製剤の場合はアルコール添加により硬さが著明に増加すること，ペクチン製剤の場合はアルコール添加によりさまざまにゲルテクスチャー特性が変化すること，XG-LBG製剤の場合はアルコール添加濃度によって硬さが低下し付着性が高まることが判明した．
> アルコール飲料をゲル化する際，ゲル化剤の成分によってゲルの物性が異なり，アルコール添加による影響もさまざまであることに留意すべきである．
>
> 嚥下医学 7：115-123，2018

Key words：アルコール，ゲル化剤，カラギーナン，ペクチン，キサンタンガム-ローカストビンガム．

はじめに

超高齢社会を迎えた今，厚生労働省は，嗜好品の摂取に関して健康と生活の質を考慮した「節度ある適度な」摂取を提言している[1]．同省の国民健康・栄養調査報告によると，平成17年[2]は，70歳以上で週3～4日以上飲酒している割合が男性45.7％，女性6.7％であったのに対し，平成27年[3]では男性81.4％，女性49.7％となり，10年間で飲酒者の割合が確実に増えている．加齢に伴い嚥下機能が低下する[4]ため，摂食嚥下機能低下者が嗜好品として飲酒を希望することも想定される．近年，嚥下障害者向けのアルコール含有食品として，お酒ゼリーが市販されるようになってきたが，味が限定されている，販売場所が限られている，価格が高い，どのような食品物性なのか調査されていないなどの課題がある．

一般的に，誤嚥の危険を軽減するために水分にとろみを付加したり，ゲル化（液体を固める）したりして物性を調整するが，アルコール飲料に対

---

[1] 東京大学医学部耳鼻咽喉科・頭頸部外科，[2] 東京大学医学部附属病院リハビリテーション部
別刷請求先：〒113-8655　東京都文京区本郷7-3-1　東京大学耳鼻咽喉科・頭頸部外科　上羽瑠美

してはどのように調整すればよいか，具体的な方法は添付文書に明記されていない．アルコールによるゲル化への影響に関する報告は少なく，これまでにアルコール添加がゼラチン溶液のゲル化に抑制的な影響を与えることや，物性が変化することが報告されている[5]．しかし，カラギーナンやペクチンなどの市販ゲル化剤に含まれる増粘多糖類によるゲル化とアルコールとの関連は検証されておらず，市販ゲル化剤によるゲル化に関して，アルコールによる影響を明らかにしておくことが望ましい．

そこで，本研究では，カラギーナン，ペクチン，キサンタンガム-ローカストビンガム（XG-LBG）をゲル化の主成分とする3種類の市販ゲル化剤を用いて，濃度の異なるアルコールゲルを作成し，アルコール濃度やゲル化剤の使用量によるテクスチャー特性への影響を検証した．さらに，アルコールによるゲルのテクスチャー特性への影響に関して，ゲル化剤間の特徴の違いを比較した．

なお，本論文では一般的にゲル化剤やゼリー調整食品，ゼリー化補助食品，ゲル化調整食品といわれているものを「ゲル化剤」と用語を統一して用いた．

方　法

1. 試料の準備
① 材料

ゲル化剤は，ゲル化剤Aとしてカラギーナン製剤（アクアジュレパウダー®，㈱フードケア），ゲル化剤Bとしてペクチン製剤（混ぜてもジュレお茶用®，㈱フードケア），ゲル化剤CとしてXG-LBG製剤（ソフティアG®，㈱ニュートリー）を使用した．アルコールゲルの作製には蒸留水とエタノール99.5％（ナカライテスク，14712）を使用した．

② 試料作製方法

各ゲル化剤の使用量は，表1に示すように，これまでのわれわれの研究方法[6]に準じて，水をゲル化した際に硬さが $2000\text{-}20000\,\text{N/m}^2$ の範囲（嚥下食ピラミッドL0の下限値 $2000\,\text{N/m}^2$)[9]となる3段階を設定した．水ゲルの作製として，蒸留水を80℃に到達するまで加熱し，うち100 mLを計量し各ゲル化剤と素早く混和させ，1秒間に3回撹拌のペースで60秒撹拌して完全に溶解させた．続いて，物性測定用である直径40 mm，高さ15 mmの金属シャーレに充填し，室温に5分静置して粗熱を取り除き，乾燥防止のための蓋付ステンレス製ケースに入れ，4℃の冷蔵庫で20±2時間静置してゲルを作製した．アルコールゲルの場合は，エタノールを蒸留水で希釈し　約5％（4.975％），約10％（9.95％），約20％（19.9％）溶液となるように調整した後，80℃まで加熱し，うち100 mLを計量し各ゲル化剤と素早く混和し溶解させた．アルコール加熱およびゲル化剤との混和操作によりアルコールが揮発し，アルコール濃度が低下した可能性があるものの，以後の結果及び考察においては，これらアルコール濃度を5％，10％，20％と記載した．

2. 力学的物性評価方法

テクスチャー特性（硬さ・凝集性・付着性・弾力性・脆さ）は，小型卓上試験機EZ-SX（島津製作所）を用いて，「嚥下食ピラミッド」の物性測定基準に従い，直径20 mmのプランジャーで，クリアランス5 mm，圧縮速度1 mm/sec，測定温度20℃，定速2回圧縮することで得られるテクスチャー曲線より算出した．「えん下困難者用食品の規格基準」の圧縮速度10 mm/secとは異なっているが，諸家の報告で，嚥下関連食品の物性測定には圧縮速度　1 mm/secのほうが適しているとの見解[8,10]を参考にした．

図1に示すように，硬さは，1回目の圧縮で得られる山のピークの点の高さ（H_1）から，「硬さ＝H_1/入力電圧」の式で算出し，単位は N/m^2 である．付着性は，1回目の圧縮を終えて試料がプランジャーを引っ張るときに生じる B_1 の面積から算出し，単位は J/m^3 となる．凝集性は，1回目と2回目の圧縮から得られる A_1 と A_2 の面

表1　各ゲル化剤の使用量

	ゲル化剤 A		ゲル化剤 B		ゲル化剤 C	
	濃度	使用量	濃度	使用量	濃度	使用量
①	1.96 %	2 g	4.76 %	5 g	0.50 %	0.5 g
②	2.91 %	3 g	6.98 %	7.5 g	0.99 %	1.0 g
③	3.85 %	4 g	9.09 %	10 g	1.48 %	1.5 g

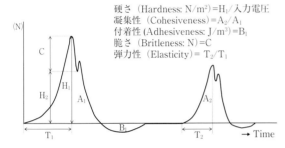

硬さ（Hardness: N/m²）= H_1/入力電圧
凝集性（Cohesiveness）= A_2/A_1
付着性（Adhesiveness: J/m³）= B_1
脆さ（Britleness: N）= C
弾力性（Elasticity）= T_2/T_1

図1　2バイト圧縮試験による応力変化曲線と各パラメータの解析方法

積の比であり，凝集性には単位がない．脆さは，圧縮中に多峰形として表れる1回目の谷の高さ（H_2）と H_1 との差で表し，単位はNである．弾力性は，外力による変形が力を取り去ったときに回復する割合のことで，1回目と2回目の圧縮開始点からピーク点の時間 T_1 と T_2 の比で示される[11]．20℃の環境下に30分静置後，室温20℃にて，各サンプルにつき6回測定を行った．

3．検証項目

(1) ゲル化剤溶解時の透明度および沈殿の有無に関して

3種類のゲル化剤を用いて，水と3段階の濃度のアルコールを用いてゲルを作製する際の，透明度と沈殿の有無を確認した．

(2) アルコール濃度とゲル化剤使用量によるテクスチャー特性への影響に関する検証
① ゲルの「硬さ」への影響
② ゲルの「凝集性」への影響
③ ゲルの「付着性」への影響
④ ゲルの「弾力性」への影響
⑤ ゲルの「脆さ」への影響

3種類のゲル化剤でそれぞれ水と3段階の濃度のアルコールを用いてゲルを作製し，「硬さ，凝集性，付着性，弾力性，脆さ」を測定した．さらに，同一ゲル化剤において，ゲル化剤使用量とアルコール濃度別にゲルの「硬さ，凝集性，付着性，弾力性，脆さ」を比較検証した．

(3) アルコールによるゲルのテクスチャー特性への影響に関するゲル化剤間の比較

アルコールによるゲルのテクスチャー特性への影響に関して，各ゲル化剤間（カラギーナン，ペクチン，XG-LBG）で傾向を比較した．

4．解析

統計学的検定は，GraphPad Prism version 6.07（GraphPad Software. Inc.）を使用した．各ゲル化剤濃度別の，アルコール濃度の違いによるゲル物性の比較には，二元配置分散分析よる条件間比較を行い，post-hoc として Bonferroni 法による多重比較を行い，有意水準を5%未満とした．

結　果

1．ゲル化剤溶解時の透明度および沈殿に関して

すべてのゲル化剤溶解過程において，溶解液は無色透明で，沈殿は生じなかった．

2．アルコール濃度とゲル化剤使用量によるゲルの「硬さ」への影響

すべてのゲル化剤において，使用量の増加とともに有意にゲルの硬さが増加した（$P<0.01$）．ゲル化剤 A で作成したゲルは，アルコール濃度が5%の場合は水と同程度の硬さであったが，アルコール濃度が上昇するほど有意に硬くなり，ゲル化剤の使用量が増えるほどこの傾向が顕著になった（$P<0.0001$）．特にアルコール濃度20%においては，ゲル化剤 A 濃度3.85%の時に，水と比較して硬さが約4倍に増加した．また，ゲル化剤 B で作成したゲルもゲル化剤 A と同様に，アルコール濃度が高いほどゲルの硬さが増加し，ゲル化剤使用量が増加しても同じ傾向を認めた．

一方，ゲル化剤 C の場合，ゲル化剤使用量が少量（0.5%）の場合はアルコール濃度が上昇し

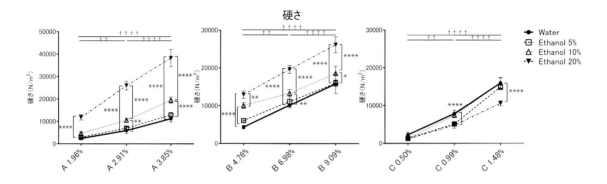

図2 各ゲル化剤濃度別，アルコールゲルの硬さ
＊；P＜0.05，＊＊；P＜0.01，＊＊＊＊；P＜0.0001，††；P＜0.01，††††；P＜0.0001

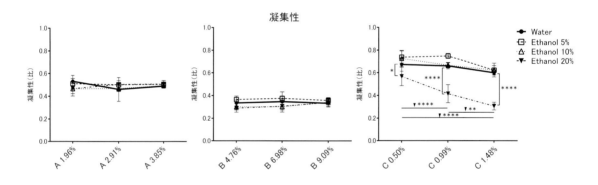

図3 各ゲル化剤濃度別，アルコールゲルの凝集性
＊；P＜0.05，＊＊；P＜0.01，＊＊＊＊；P＜0.0001

てもゲルの硬さは同程度であったが，ゲル化剤使用量が多く（1.48％）なると，アルコール濃度が高い（20％）場合，水やアルコール濃度が低い（5％，10％）場合より有意に硬さが低くなった（P＜0.0001）（図2）．

3．アルコール濃度とゲル化剤使用量によるゲルの「凝集性」への影響

ゲル化剤A，Bにおいては，アルコール濃度による凝集性への影響は認めなかった．また，ゲル化剤の使用量を変えても凝集性は変化しなかった．しかし，ゲル化剤Cで作成したゲルの場合，アルコール濃度10％までは水と比較して凝集性に差を認めなかったが，アルコール濃度が高い場合（20％）は凝集性が有意に低下し（P＜0.05），ゲル化剤の使用量が増すとさらにゲルの凝集性が低下した（P＜0.0001）（図3）．

4．アルコール濃度とゲル化剤使用量によるゲルの「付着性」への影響

ゲル化剤Aにおいて，アルコール濃度が高く（20％）ゲル化剤の使用量が多い（3.85％）場合には水や低濃度アルコールの場合よりもゲルの付着性が高くなる傾向を認めたが，明らかな有意差はなく，ゲルの付着性はアルコール濃度とゲル化剤使用量に影響されなかった．

一方，ゲル化剤Bにおいて，ゲル化剤の使用量が増加するとアルコールゲルは水ゲルと同様に付着性が有意に増加した（P＜0.0001）．また，アルコール濃度による比較で，アルコール濃度

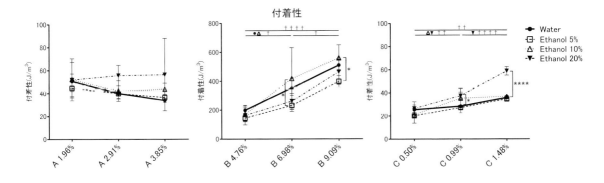

図4　各ゲル化剤濃度別，アルコールゲルの付着性
＊；P＜0.05，＊＊＊＊；P＜0.0001，†；P＜0.05，††；P＜0.01，††††；P＜0.0001

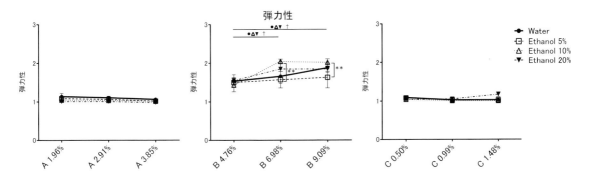

図5　各ゲル化剤濃度別，アルコールゲルの弾力性
＊＊；P＜0.01，†；P＜0.05

5％と10％とで付着性に有意差を認めた（P＜0.05）が，アルコール濃度5％と20％とではあきらかな有意差を認めなかった．さらに，ゲル化剤Cの場合，ゲル化剤の使用量が増加すると水ゲル，アルコールゲルともに付着性が高くなり，アルコール濃度が高い（20％）場合には，水や低濃度アルコール（5％，10％）よりも有意に付着性が増加した（図4）．

5. アルコール濃度とゲル化剤使用量によるゲルの「弾力性」への影響

ゲル化剤A，Cにおいては，アルコール濃度による弾力性への影響は認めなかった．また，ゲル化剤の使用量を変えても弾力性は変化しなかった．

一方，ゲル化剤Bの場合，アルコール濃度5％を除く，水とアルコール濃度10％，20％において，ゲル化剤使用量の増加により弾力性が高くなった．アルコール濃度10％，20％では，ゲル化剤B溶液を4.76％から6.98％にした場合に有意に弾力性が増加したが，ゲル化剤B溶液を6.98％から9.09％にした場合は，弾力性の変化を認めなかった（図5）．

6. アルコール濃度とゲル化剤使用量によるゲルの「脆さ」への影響

テクスチャー曲線から脆さを計測できたのは，ゲル化剤Bのみであった．ゲル化剤Bで作成したゲルは，アルコール濃度が5％の場合は水と同程度の脆さであったが，アルコール濃度が上昇す

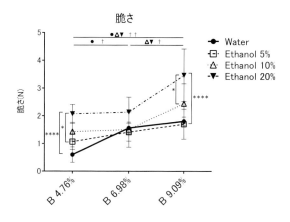

図6 ゲル化剤B濃度別，アルコールゲルの脆さ
＊：P<0.05，＊＊＊＊：P<0.0001

るほど有意に硬くなり，ゲル化剤の使用量が増えるほどこの傾向が顕著になった（P<0.01）．特にアルコール濃度20％においては，ゲル化剤B濃度9.09％％の時に，水と比較して脆さが約2倍以上に増加した（P<0.0001）（図6）．

7．アルコールによるゲルのテクスチャー特性への影響に関するゲル化剤間比較（表2）

ゲル化剤の種類によって，アルコールによるゲルのテクスチャー特性への影響が異なった．ゲル化剤Aは，アルコール溶液でゲルを作成しても，ゲル化剤使用量とアルコール濃度により硬さが増加するが，凝集性や付着性，弾力性には影響しないという結果となった．ゲル化剤使用量とアルコール濃度によって最もテクスチャー特性に変化を生じたのがゲル化剤Bで，硬さの増加に伴い付着性や弾力性，脆さが上昇した．ゲル化剤Cは他二種と異なり，アルコール濃度が高くなると硬さが低下し，凝集性の低下や付着性の増加を呈した．

考　察

わが国では近年，摂食嚥下障害患者に対する機能補助食品として，とろみ調整食品やゲル化剤が多く開発され市場に流通している．しかしながら，アルコール飲料に対するとろみ調整食品や市販ゲル化剤の使用方法に関しては説明が添付文書に記載されておらず，十分な検証がされていない．本検討では，市販のゲル化剤のうち，主なゲル化剤（増粘多糖類）としてカラギーナン，ペクチン，XG-LBGを含む3種類を用いて，異なる濃度のアルコールゲルを作製し，ゲル化剤使用量やアルコール濃度によるテクスチャー特性を比較検証した．

本検討の結果，アルコールは液体のゲル化に影響することが示され，ゲル化剤の種類によって，アルコールによるゲルのテクスチャー特性への影響が異なることも判明した．これは，天然高分子である多糖類の多くがさまざまな条件下でハイドロゲルを形成し，ゲル化の方式が多様であるためと考えられる．多くのゲル化剤のうち，ゼラチンゾルのゲル化へのアルコール添加による影響に関しては過去に報告されており[5,12]，アルコール添加濃度の増加によりゲル化温度の低下，ゲル化開始時間の遅延が生じ，ゼラチンゾルのゲル化を抑制すると推測されている．また，物性変化や構造変化に関して，アルコール添加量の増加に伴い弾性率が低下し，高濃度アルコール添加によりゼラチン分子の網目形成が阻害され，ネットワークの少なく組織構造の変化した繊維状構造に変質するとされる．しかし，カラギーナンやペクチン，XG-LBGによるゲル化へのアルコールの影響に関しては物性変化や機序など多くの点で解析されていない．

ゲル化剤Aの主な成分であるκ-カラギーナンは，紅藻類からアルカリ抽出により得られ，寒天の主成分であるアガロースに類似するが，硫酸基を多く含む点が異なる．架橋領域が水素結合でゲル形成され，熱可逆性で，加熱により融解しゾルになり，冷却によりゲルを再形成する特徴がある[9〜11]．本研究では，ゲル化剤Aの使用量増加に伴い，アルコールゲルの硬さが増加したが，凝集性や付着性，弾力性に変化を認めず，水ゲルと同様の傾向を示した．アルコールによりゲルの硬さが増加したことに関して，カラギーナンの分散

表2　アルコールによるゲルのテクスチャー特性への影響に関するゲル化剤間比較

	ゲル化剤A		ゲル化剤B		ゲル化剤C	
	使用量	アルコール濃度	使用量	アルコール濃度	使用量	アルコール濃度
硬さ	↑	↑	↑	↑	↑	↓（20％）
凝集性	→	→	→	→	↓（20％）	↓（20％）
付着性	→	→	→	様々	→	↑（20％）
弾力性	→	→	↑	濃度により↑	→	→
脆さ	計測（−）	計測（−）	↑	↑	計測（−）	計測（−）

性が関係していると考える．ゲル化剤の機能を十分に発揮するには，完全に溶解しなくてはならない．完全に溶解するためには，ダマを形成させずに分散し，次いで水和させることが必要である．カラギーナンをアルコール類やグリコール類のような有機溶媒に攪拌しながら分散すると，ダマが形成されずにきれいに分散することができる[13,14]ことから，今回もアルコールを添加することでカラギーナンの分散性がよくなり，ゲル化剤としての機能が高まったため硬さが増加したと推測される．ゲル化剤Aは，アルコール飲料に対して，使用量の調節だけで物性を大きく変化させることなく硬さを調節することができるゲル化剤といえる．

ゲル化剤Bの主なゲル化成分であるペクチンは，植物や果実に含まれ，ペクチンのカルボキシル基が7％以上のものを高メトキシルペクチン，7％以下のものを低メトキシルペクチンと区別する．ゲル化剤Bの主なゲル化成分は低メトキシルペクチンである．低メトキシルペクチンは，カルシウムイオンなどの2価のイオンの存在下で容易にゲル化する[15]が，pHは低メトキシルペクチン添加によるゲル化には影響しない[16]．ゲル化剤Bは破砕した後でもすぐにまとまり離水しにくい特徴があり，低メトキシルペクチンがカルシウムイオンを介して緩く結合しているものが，物理的な力によって結合がはずれ，静置すると再度結合するものと考えられている[17]．アルコール添加による影響に関しては報告がなく，本研究でペクチン溶液のゲル化へのアルコール添加の影響を明らかにした．ゲル化剤Aと同様に，ゲル化剤Bでもゲル化剤使用量とアルコール濃度の増加に伴い，アルコールゲルの硬さが上昇した．ゲル化するまでの冷却時間中にアルコールが揮発し，全体容量が減少することで硬さが増加した可能性もあるが，アルコールの脱水効果でゼリーの融点が高くなりゼリー強度が高まった可能性[18]や，アルコールによるペクチンの拡散性の向上による効果も考えられる．ゲル化剤Aと異なり，ゲル化剤Bの使用量増加に伴って硬さが増加し，付着性や弾力性，脆さが上昇したことに関しては，もともと有する「破砕しやすいが，すぐにまとまり，離水しにくい」性質が現れた結果と考えられ，アルコール添加により一部の要素でより顕在化した可能性がある．しかし，アルコール濃度によってはアルコール添加により付着性が低下することに注意しなければならない．

ゲル化剤Cの主成分であるXG-LBGのうちキサンタンガムは，単独では高濃度であっても粘性が高まるのみでゲル化しないが，ガラクトマンナン（特にローカストビンガム）と混合し冷却することで，キサンタンガムとローカストビンガム間で水素結合してレオロジー挙動が大きく変化し，弾力性に富むゲルを形成する．このゲルの構造様式は，寒天ゲルの網目構造とは異なり，繊維の束や密に結合したような構造が観察される[19,20]．ゲル化剤Cで作成したアルコールゲルは，ゲル化剤の使用量が増すと硬さと付着性が高まり，

XG-LBG間の高分子結合が増えたためと考えられる．しかし，アルコール濃度が20％になると，ゲルの付着性は増加するものの，硬さと凝集性が低下した．これは低濃度のアルコール添加ではXG-LBG間の結合に影響しないが，高濃度（20％）になるとXG-LBG間の高分子結合へ干渉することを示唆している．XG-LBG間高分子結合への干渉の機序として，キサンタンガムの構造が影響すると考えられる．キサンタンガムは通常ダブルヘリックス構造をとるが，加熱によりコイル状態になる．XG-LBGの相乗効果は，コイル状態のキサンタンガムとガラクトマンナン（ローカストビンガム）との直接的な相互作用で得られるが，ヘリックス構造が安定な場合には，ガラクトマンナンとの結合に必要なコイル状態を取りにくくなるため，相乗効果が消失する[19,20]．アルコール添加によって，キサンタンガムのヘリックス構造からコイル状態への構造変化が抑制されることで，XG-LBGの高分子結合が抑制され，結果としてキサンタンガムやローカストビンガム単独効果が物性に現れていると推測する．つまり，アルコールゲルにおける硬さと凝集性の低下や付着性の上昇は，キサンタンガムやローカストビンガムの増粘効果による影響と考えられる．

本研究により，カラギーナン製剤の場合はアルコール添加により硬さが著明に増加すること，ペクチン製剤の場合はアルコール添加によりさまざまにゲルテクスチャー特性が変化すること，XG-LBG製剤の場合はアルコール添加により硬さが低下し付着性が高まることなどが判明した．本研究では，揮発したアルコール濃度が不明であること，温度変化によるテクスチャー特性への影響は未検証であることが限界として挙げられる．

一般的なアルコール飲料をゲル化する場合には，ゲル化剤の成分によってゲルの物性が異なり，アルコール添加による影響もさまざまであることに注意しなければならない．加えて，アルコール飲料の種類とゲル化剤の組み合わせにも注意が必要である．例として，果実醸造製品にペクチン製剤をゲル化剤として使用することは，メタノール生成を促す可能性があるため避けることが望ましい．ブドウやプラム，チェリーなどの果実を原料とした醸造製品では，果実の過熟成に伴って生合成されるペクチンエステラーゼを含有しており，ペクチンエステラーゼとペクチンとが反応すると，ペクチンのメトキシ基が加水分解されることでメタノールが生成されるためである[21]．食品衛生法において，アルコール飲料中のメタノール濃度基準値は1 mg/mL（1000 ppm = 0.1％）未満とされている[20]が，ペクチン製剤でゲル化した場合のメタノール濃度が不明である．また，アルコール溶液に糖分や添加物が加わった場合のゲルテクスチャーへの影響も未解明であることに留意すべきである．今後，アルコール飲料ゼリーを実際の医療現場で使用するためには，各種アルコール飲料別にゲルを作製し，テクスチャー特性の検証を重ねる必要がある．

まとめ

カラギーナン，ペクチン，キサンタンガム-ローカストビンガムを含む3種類の市販ゲル化剤を用いてアルコールゲルを作製し，使用量や作製条件によるテクスチャー特性を比較検証した．アルコール飲料をゲル化する場合には，ゲル化剤の成分によってゲルの物性が異なり，アルコール添加による影響もさまざまであることに留意すべきである．

文　献

1) 健康日本21（アルコール）．厚生労働省ホームページ．http://www1.mhlw.go.jp/topics/kenko21_11/b5f.html.
2) 平成17年国民健康・栄養調査報告．厚生労働省ホームページ．http://www.mhlw.go.jp/bunya/kenkou/eiyou07/dl/01-04.pdf.
3) 平成27年国民健康・栄養調査報告．厚生労働省ホームページ．http://www.mhlw.go.jp/bunya/kenkou/eiyou/dl/h27-houkoku.pdf.
4) 上羽瑠美，他：物性の違いと加齢が喉頭挙上遅延時間と下咽頭通過時間に与える影響の検討：3段階のとろみと液体，ゼリーでの比較．嚥下医学　**5**：213-224,

5) 永塚規衣，他：ゼラチン溶液のゲル化に及ぼす要因：糖及びアルコール添加の影響．日本調理科学会誌 **36**：364-370, 2003.
6) 上羽瑠美，他：市販ゲル化剤の種類と作製条件によるゲルのテクスチャー特性比較．嚥下医学 **7**：103-114, 2018.
7) 日本摂食・嚥下リハビリテーション学会嚥下調整食分類2013：日摂食嚥下リハ会誌 **17**：255-267, 2013.
8) 坂井真奈美，他：臨床的成果のある段階的嚥下食に関する食品物性比較．日摂食嚥下リハ会誌 **10**：239-248, 2006.
9) 厚生労働省医薬食品局食品安全部長通知：特別用途食品の表示許可等について：2009.
10) 神山かおる：咀嚼・嚥下困難者向け食品の品質と評価．食品と開発 **50**：72-75, 2016.
11) 岡部巍：食品のテクスチャー測定における咀しゃく曲線の解析．食物学会誌 **32**：1-13, 1977.
12) 永塚規衣，他：アルコール添加量がゼラチン溶液のゲル化に及ぼす影響．日本調理科学会誌 **37**：360-365, 2004.
13) 柴克宏：かんてんとカラギナン．食品ハイドロコロイドの開発と応用．208-211頁，シーエムシー出版，東京, 2007.
14) 林良純：カラギナンの特性と利用法．繊維と工業 **65**：412-421, 2009.
15) 三浦洋：ペクチンの性状とゲル化．高分子 **169**：294-301, 1966.
16) 田中常雄，他：ジャム製造に関わる各因子のゲル化に及ぼす影響．北海道立食品加工研究センター報告 **3**：1-7, 1998.
17) 西本純：嚥下調整食への新規ペクチンゲルの応用．食品と開発 **52**：83-86, 2017.
18) Takayanagi S, te al：Sol-gel transition of a mixture of gelatin and x-carrageenan, Imaging Sci J. **48**：193-198, 2000.
19) 武政誠，大本俊郎：キサンタンガム．食品ハイドロコロイドの開発と応用．168-176，シーエムシー出版，東京, 2007.
20) 高橋亮：ガラクトマンナン．食品ハイドロコロイドの開発と応用．177-190，シーエムシー出版，東京, 2007.
21) 浅野行蔵，他：．メタノール含量の低いフルーツブランデーの製造方法．北海道立食品加工研究センター報告 **2**：57-63, 1996.

（受付日 2017年8月15日　受理日 2017年11月1日）

The influence of alcohol on the textural properties of hydrogels using commercial gelling agents

Ueha R[1], Yokoyama A[1], Usukura E[1], Goto T[1], Sato T[1], Kaneoka A[3], Ogino A[2], Inokuchi H[2], Nito T[1] and Yamasoba T[1]

[1] Department of Otolaryngology, the University of Tokyo, Tokyo, Japan
[2] Department of Rehabilitation, the University of Tokyo Hospital, Tokyo, Japan

　　The proper usage of gelling agents in alcoholic beverages has not been well described. In this study, we prepared different alcoholic hydrogels using three kinds of commercial gelling agent: carrageenan, pectin, and xanthan gum (XG)-locust bean gum (LBG) mixtures. We then analyzed the texture properties of the hydrogels, namely their hardness, cohesiveness, adhesiveness, brittleness and elasticity, using a texture analyzer and examined the influence of the alcohol concentration and the amount of gelling agent on the texture properties. In the carrageenan alcoholic gels, the hardness increased with increased gelling agent consumption and alcohol concentration, but there were no significant changes in the cohesiveness, adhesiveness or elasticity. In the pectin alcoholic gels, although the cohesiveness did not markedly change, the hardness and brittleness increased with increased gelling agent consumption and alcohol concentration. However, in the XG-LBG mixture alcoholic gels, the hardness decreased and the adhesiveness increased with increased alcohol concentration. When using gelling agents in alcoholic beverages, we should note that the alcoholic gel properties vary according to the kind of gelling agent, and the influences of the addition of alcohol on the texture properties also varies.

原 著

頭頸部疾患嚥下障害患者への「とろみの3段階」を用いた指導による肺炎発症に関する検討

上羽 瑠美, 横山 明子, 後藤 多嘉緒, 清水 裕也,
佐藤 拓, 二藤 隆春, 山岨 達也

　当院では2014年より，患者ごとに嚥下造影検査で適切なとろみの程度を検査し，患者指導を行っている．本検討では，頭頸部疾患患者を対象に，とろみ指導の導入前と導入後の肺炎発症状況について調査し，とろみ指導導入による効果を検証した．

　指導導入前の2012年から2013年までに嚥下造影検査によりとろみが必要と判断された頭頸部疾患入院患者50名と，指導導入後の2014年から2016年3月までに適切なとろみの決定と指導を行った頭頸部疾患入院患者68名を対象とした．導入前群と導入群において，とろみ付加開始から1カ月以内の肺炎発症の有無，頭頸部疾患別の肺炎発症状況を後方視的に調査し，両群を比較した．さらに，とろみを付加したにもかかわらず肺炎を発症した患者の不顕性誤嚥の有無，指導受容状況を調査した．

　頭頸部疾患全体では，導入前群と導入群とで肺炎発症率に有意差を認めなかった．しかし，口腔癌患者では導入群は導入前群より肺炎発症率が低下する傾向を認めた．肺炎を発症した患者は，不顕性誤嚥しやすく，指導受容が不良であった．

　とろみの指導導入により肺炎発症率は低下しなかったが，口腔癌患者では適切なとろみの指導により，肺炎発症が予防できる可能性が示唆された．

嚥下医学　7：124-132, 2018

Key words：頭頸部疾患，口腔癌，とろみ，肺炎，患者指導

はじめに

　2017年に日本呼吸器学会より『成人肺炎診療ガイドライン2017』が作成され，新ガイドラインでは，「成人市中肺炎」「成人院内肺炎」「医療・介護関連肺炎」が統一されたアルゴリズムとして表記された[1]．特に，院内肺炎と医療・介護関連肺炎に関して，まず「誤嚥性肺炎のリスク」を判断することが必要とされ，誤嚥による肺炎のリスクが高い患者に対しては「個人の意思やQOLを重視した治療・ケア」を行うことをアルゴリズムに入れていることが特徴である．患者のQOLを重視したケアとして，患者の嚥下機能に応じた食形態の選定や摂食姿勢の調整などが含まれる．

　嚥下障害患者が水分を摂取する際，液体に適度なとろみをつけることで，より安全な嚥下を確保できる[2]とされ，摂食嚥下機能低下を代償する方法の1つとして，液体へのとろみ付加が一般的に行われている．患者によってはとろみが薄いほう

東京大学医学部附属病院耳鼻咽喉科・聴覚音声外科
別刷請求先：〒113-8655　東京都文京区本郷7-3-1　東京大学医学部附属病院耳鼻咽喉科・聴覚音声外科　上羽瑠美

が咽頭残留しにくく嚥下しやすい場合もあれば，とろみが濃いほうが安全に咽頭から食道へ通過する場合もある．2013年「日本摂食・嚥下リハビリテーション学会嚥下調整食分類2013」が作成され，そのなかで「学会分類2013（とろみ）」の3段階として「薄いとろみ」「中間のとろみ」「薄いとろみ」が規定され[3]，臨床現場でも普及しつつある．しかしながら，システマティックレビューによる調査[4]ではとろみ付加と肺炎予防との関連は証明されておらず，とろみ付加が肺炎の予防に繋がるかに関してはさらに検討が必要である．過去の報告では，患者の嚥下機能にかかわらず一定のとろみ濃度で肺炎発症との関連を検証されており，患者の嚥下機能に応じて適切なとろみの程度を選定した場合の，とろみ付加による肺炎予防効果に関しては検証されていない．

そこで本検討では，「学会分類2013（とろみ）」の3段階に基づき，患者の嚥下機能に応じた適切なとろみの指導（以下：とろみ指導）の導入前と導入後の肺炎発症状況について後方視的検討を行い，とろみ指導導入による効果を検証した．

対　象

とろみ指導導入前の2012年から2013年までに，東京大学耳鼻咽喉科にて嚥下造影検査（VF）によりとろみが必要と判断された入院患者123名のうち頭頸部疾患患者50名（男性41名，女性9名，平均年齢65±14歳）と，とろみ指導導入後の2014年から2016年3月までに，適切なとろみの決定と指導を行った入院患者156名のうち頭頸部疾患68名（男性46名，女性22名，平均年齢66±14歳）を対象とした．喉頭が摘出された患者や喉頭閉鎖術を受けた患者は対象から除外した．対象症例は少なくともリクライニング車椅子乗車が可能なADLで，全例に経口摂取前後に口腔ケアを施行し，気管孔がある症例では経口摂取前後に吸引を行っていた症例である．頭頸部癌患者全例に対して，治療前に口腔外科医による診察と口腔ケア指導が行われていた．対象者の内訳と治療方法を表1と図1に示す．本研究は，東京大学医学部倫理委員会にて承認（番号10538）されており，患者に対し文書による説明と同意のもとに行った．

とろみの指導に関する変更点

1. とろみの3段階を用いたVFでの評価

当院では2013年までは，VFで水分にとろみ付加が必要と判断した場合，とろみの程度（とろみ調整食品の使用量）を規定せず，漠然ととろみを付けるように指示し，指示を受けた医療従事者と患者の判断でとろみ付加が行われていた．しかし，2014年から適切なとろみの判定を行っており，VFで3段階のとろみを用いて評価し，Penetration-Aspiration Scaleスコア[5]が2以下（1：誤嚥なし，2：声門上に入るが自然に排出される）となるとろみを適切としている．とろみの程度が異なっても同じスコアの場合は，患者が飲み込みやすいと判断したとろみの程度を適切とした．

2. 使用するとろみ調整食品の統一

2013年まで当院で販売，使用されていたとろみ調整食品は，グアーガムを主体とする増粘多糖類を含んでいたが，2014年からは「学会分類2013（とろみ）」に対応してキサンタンガムを主体するとろみ調整食品に変更し，3段階のとろみの程度に応じて使用量を調整できるようにした[6]．

方　法

1. とろみ指導導入前（導入前群）と指導導入後（導入群）における，とろみ付加指導後1カ月以内の肺炎発症に関する比較

導入前群と導入群のとろみの指導後1カ月以内の肺炎発症に関して，診療録から後方視的に調査し比較検討した．身体所見や炎症反応，画像検査をもとに担当医が誤嚥による肺炎と診断した症例を，肺炎発症ありとした．統計学的検定は，Excel統計ver.2.00（BellCurve社）を使用した．

表1 対象者疾患別内訳

	導入前				導入後		
	患者数	治療別患者数		割合(%)	患者数	治療別患者数		割合(%)
上咽頭癌	5	手術治療	0	10	1	手術治療	1	1.5
		手術以外	5			手術以外	0	
中咽頭癌	5	手術治療	3	10	11	手術治療	7	16.2
		手術以外	2			手術以外	4	
下咽頭癌	11	手術治療	8	22	7	手術治療	4	10.3
		手術以外	3			手術以外	3	
喉頭癌	4	手術治療	3	8	5	手術治療	5	7.4
		手術以外	1			手術以外	0	
口腔癌	6	手術治療	4	12	12	手術治療	12	17.6
		手術以外	2			手術以外	0	
その他悪性腫瘍	7	手術治療	7	14	9	手術治療	8	13.2
		手術以外	0			手術以外	1	
良性疾患	12	手術治療	11	24	23	手術治療	15	33.8
		手術以外	1			手術以外	8	
合計	50			100	68			100

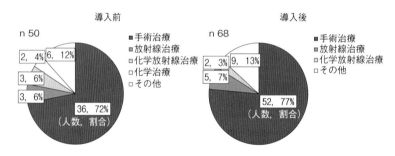

図1 対象者治療内容

両群間の肺炎発症率の比較を母比率の検定で行い，有意水準を5%未満とした．

2. 頭頸部疾患別，とろみ指導導入前後の肺炎発症の比較

上咽頭癌，中咽頭癌，下咽頭癌，喉頭癌，口腔癌，その他の悪性腫瘍，良性疾患に分類し，治療方法を手術治療と手術以外に分け，疾患別の肺炎発症の有無を調査した．また，導入前群と導入群とで疾患別の肺炎発症状況を比較した．さらに，導入前群と導入群の口腔癌患者について，手術時の喉頭挙上術併用の有無，治療後の可動舌と残存舌根の範囲を調査し，とろみ付加後の肺炎発症との関係を調査した．

3. とろみ付加後の肺炎発症患者の背景調査

導入前群・導入群において，とろみ付加後に肺炎発症した患者の疾患，部位，治療方法，VFで誤嚥した際に不顕性か顕性か，指導受容状況（導入前はとろみ付加受容状況）を調査し，とろみ付加にもかかわらず肺炎を発症した背景を検証した．

4. 指導受容状況（導入前はとろみ付加受容状況）と肺炎との関連に関する検証

導入前群と導入群を合わせて，指導受容状況（良好・不良）と肺炎発症（有・無）の関連に関してFisherの正確確率検定で検証し，有意水準を5％未満とした．

結　果

1. とろみ指導導入前後の肺炎発症率比較

導入前群50名中肺炎を発症したのは5名（10％）であったのに対し，導入群では68名中肺炎発症したのは3名（4.4％）と発症率は低下傾向であったが有意差を認めなかった（P＝0.233）（図2）．

2. 頭頸部疾患別のとろみ指導導入前後の肺炎発症率比較

とろみ指導導入前，とろみ付加をしても肺炎発症した5名は疾患別に，中咽頭癌2名（手術治療以外），下咽頭癌1名（手術治療），口腔癌2名（手術治療）であった．導入後に肺炎発症した3名は，中咽頭癌1名（手術治療以外），下咽頭癌1名（手術治療），原発不明癌頸部リンパ節転移1名（手術治療以外）であった．中咽頭癌で肺炎を発症したのは，すべて手術以外の治療を受けていた患者であった．とろみ指導導入後，中咽頭癌と口腔癌における肺炎発症率の低下傾向を認めた（表2）．さらに，口腔癌において，治療後の可動舌および残存舌根の範囲と肺炎発症との関連を調査した結果，導入前群でとろみ付加後に肺炎発症した2名は手術治療を受けた症例で，可動舌と残存舌根が少なかった．一方，導入群では全例が手術治療を受けていたが，可動舌や残存舌根の範囲にかかわらず肺炎を発症していなかった（表3）．導入前群で手術時に喉頭挙上術を受けた3例中2例が肺炎を発症していたが，導入後群では喉頭挙上術を受けた6例全例が肺炎を発症していなかった（表3）．

3. とろみ付加後の肺炎発症患者背景（表4）

導入前群の中咽頭癌2名は放射線療法（化学療法含む）を受けていたが，下咽頭癌1名はBest supportive careとしての気管切開術，舌癌の2名は腫瘍切除と腹直筋皮弁による再建術を受けていた．5名中4名（80％）はVF検査で誤嚥した際に不顕性であり，誤嚥しても顕性であった1名はとろみ付加に対する受容が不良であった．とろみ指導導入後に肺炎を発症した3名のうち2名が放射線療法を受けていた．3名とも不顕性誤嚥を認め，1名はとろみ指導の受容が良好であったにもかかわらず肺炎を発症していた．

4. 指導受容状況と肺炎発症との関連

とろみ付加に対する指導受容不良が肺炎発症のリスクである可能性が考えられたため，全症例の指導受容状況と肺炎発症の関連を検証するため，クロス集計表（表5）を作成し統計検定した結果，P＝0.150となり明らかなリスク関係を認めなかった．

考　察

嚥下機能が低下した患者に対して，液体に適度

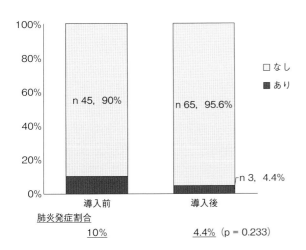

図2　とろみ指導導入前後の肺炎発症率比較

表2 頭頸部疾患別,とろみ指導導入前後の肺炎発症状況比較

		導入前 肺炎発症/全患者数	導入後 肺炎発症/全患者数
上咽頭癌	手術治療	—	0/1
	手術以外	0/5	—
中咽頭癌	手術治療	0/3	0/7
	手術以外	2/2	1/4
下咽頭癌	手術治療	1/8	1/4
	手術以外	0/3	0/3
喉頭癌	手術治療	0/3	0/5
	手術以外	0/1	—
口腔癌	手術治療	2/4	0/12
	手術以外	0/2	—
その他悪性腫瘍	手術治療	0/7	0/8
	手術以外	—	1/1
良性疾患	手術治療	0/11	0/15
	手術以外	0/1	0/8

表3 口腔癌における治療内容と治療後の可動舌と残存舌根範囲と肺炎発症状況

導入前群	疾患	治療	喉頭挙上術	可動舌	残存舌根	肺炎発症
1	舌癌	手術治療	あり	なし	1/4	あり
2	舌癌	手術治療	なし	1/3	全て	なし
3	舌癌	手術治療	あり	1/2	1/2	あり
4	歯肉癌	手術治療	なし	全て	全て	なし
5	口腔底癌	手術治療	あり	1/2	1/2	なし
6	舌癌	化学放射線療法	なし	腫瘍による可動制限	全て	なし

導入群	疾患	治療		可動舌	残存舌根	肺炎発症
1	口腔底癌	手術治療	なし	2/3	全て	なし
2	口腔底癌	手術治療	あり	1/2	1/2	なし
3	口腔底癌	手術治療	あり	1/3	1/3	なし
4	舌癌	手術治療	あり	1/3	1/3	なし
5	舌癌	手術治療	あり	なし	1/4	なし
6	歯肉癌	手術治療	なし	全て	全て	なし
7	舌癌	手術治療	あり	1/2	2/3	なし
8	歯肉癌	手術治療	なし	全て	全て	なし
9	舌癌	手術治療	なし	1/2	全て	なし
10	舌癌	手術治療	なし	なし	なし	なし
11	舌癌	手術治療	あり	なし	1/4	なし
12	頬粘膜癌	手術治療	なし	全て	全て	なし

表4 とろみ指導導入前後の肺炎発症患者の背景

(導入前)

病名	部位	TNM分類	治療内容	不顕性誤嚥	とろみ付加の受容
中咽頭癌	左側壁	T2N 0M 0	放射線療法	○	良好
中咽頭癌	後壁	T2N 0M 0	化学放射線療法	○	良好
下咽頭癌	左梨状陥凹	T4aN 3M 1	気管切開,緩和ケア	○	良好
舌癌	舌右側縁	T4aN 2cM 0	手術治療(再建あり)	○	良好
舌癌	舌左側縁	T2N 2bM 0	手術治療(再建あり)	—	不良

(導入後)

病名	部位	TNM分類	治療内容	不顕性誤嚥	とろみ指導の受容	とろみの程度
中咽頭癌	左側壁	T2N 1M 0	放射線療法	○	不良	薄いとろみ
下咽頭癌	右梨状陥凹	TisN 0M 0	手術治療(局所切除)	○	不良	薄いとろみ
原発不明癌	両側頸部リンパ節転移	TxN 2cM 0	放射線療法	○	良好	中間のとろみ

表5 指導受容状況と肺炎発症に関するクロス集計表

		肺炎		計
		なし	あり	
指導受容	良好	92	5	97
	不良	18	3	21
	計	110	8	118

なとろみをつけたり,嚥下機能に応じた食事形態を調整することが推奨されている[2,3].しかし,とろみを調整する人(患者本人,家族,医療従事者)によって,液体につけるとろみの程度はさまざまであり,とろみ調整食品を用いてとろみつけする方法もさまざまである.このようなとろみのばらつきや指導方法の曖昧さのため,患者が適切なとろみの程度での水分摂取ができていない可能性が想定された.そのため,われわれは2014年より,「学会分類2013(とろみ)」の3段階に基づいた指導パンフレットを作成し,嚥下機能に応じた適切なとろみ付加の指導を導入した.とろみ指導導入により,とろみの付加方法について医療従事者が統一した患者指導を行うようになり,看護師や言語聴覚士の介入回数が増加した.とろみ指導導入による医療従事者への効果として,一口量や摂食姿勢への注意など摂食環境への意識の向上や,嚥下に対する意識向上が確認された[4].また,患者側への効果として,患者の知識向上と意欲向上に繋がり効果的であったこと[6]を報告してきた.このような指導導入により,誤嚥による肺炎発症予防に繋がる可能性が考えられたため,本研究では,頭頸部疾患患者を対象に,とろみの3段階に基づくとろみの指導導入により肺炎発症率を低下させる効果があるかどうかを検証した.

結果として,とろみ指導導入前後での肺炎発症率は低下する傾向を認めたが,有意差を認めなかった.肺炎発症率は低下傾向を示したことから,対象者数をさらに増やすことで,統計的な有意差がでる可能性がある.しかし,VF所見と肺炎発症との関連に関して,VFでの誤嚥群のほうが非誤嚥群より肺炎が発症しやすいとの報告[8]がある一方で,VFでの誤嚥が必ずしも肺炎発症と関連しない[9]という報告があることから,誤嚥の危険があるとろみの程度であったとしても,肺炎発症に関連しない可能性もある.誤嚥しにくいとろみの程度を決定し指導介入するだけでは,放射線療法や化学療法,手術治療など,身体的にも精神的に負荷がかかっている状態の患者への肺炎予防効果は低いかもしれない.特に体力が低下した患者に

おいては，前頸筋や姿勢保持のための体幹筋の筋力や気道感覚，喀出力などの呼吸機能，免疫能などの低下を考慮し，誤嚥のみでなくその他の要因を含めた評価が必要[10]であろう．

本検討により口腔癌患者ではとろみ指導の導入により肺炎発症率が低下傾向を認めたことは，今後に有用な結果といえる．口腔癌治療により口腔機能が低下しやすく，残存舌根量が少ないほど口腔保持が不良になる[11~14]．嚥下運動に関連した口腔機能の低下として，舌の可動域低下や口蓋や歯顎の欠損などによる咀嚼機能の低下，食塊形成不良，送り込みの低下などがある．さらに，手術による唾液腺摘出や，放射線療法や化学療法による口腔粘膜炎や唾液腺萎縮により唾液量が低下し，口腔内が乾燥しやすく，食塊形成や送り込みに不利な状況である．本検討において，導入前群では可動舌と残存舌根の範囲が小さい症例で肺炎を発症していたが，とろみ指導導入群では可動舌と残存舌根の範囲にかかわらず肺炎を発症しなかった．つまり，口腔癌では，水分に適切なとろみをつけることで，口腔保持や送り込みを補助する効果により，肺炎予防効果を期待できる．また，口腔乾燥が進むと口腔内細菌の増殖が進み，摂取物を誤嚥した場合に肺炎のリスクが高くなるが，とろみ指導の導入により，医療従事者が経口摂取前の口腔ケアに以前より注意を払い，患者の意識が向上したことで，口腔内環境の浄化に繋がった可能性がある．口腔癌の場合，手術時に切除範囲に応じて喉頭挙上術を併用することで術後嚥下機能の代償効果が期待できる[15, 16]とされているが，本検討では導入前群で喉頭挙上術を施行した3例中2例で肺炎を発症しており，手術による対応として喉頭挙上術のみでなく輪状咽頭筋切除術も同時に施行する[15, 16]ことで肺炎発症を予防できる可能性が考えられた．

とろみ指導の導入が口腔癌患者の肺炎発症率低下につながった他の理由として，とろみ調整食品の変更と統一が考えられる．とろみ指導導入前は，院内ではグアーガムを主体とするとろみ調整食品を使用しており，グアーガムによるとろみはべたつきやすく，口腔咽頭残留や付着性が増加する性質があった．とろみ指導導入後はキサンタンガムを主体するとろみ調整食品に変更したことで，口腔咽頭残留の減少がまとまりやすさの改善につながり摂食しやすくなった可能性がある[17]．さらに，とろみ調整食品には保湿効果があるといわれており，特にキサンタンガム配合のとろみ調整食品が，一般的に市販されている口腔保湿剤よりも高い口腔保湿能力を有することが示唆されていることから[18]，とろみ指導において導入したキサンタンガム主体のとろみ調整食品は，口腔癌患者における口腔環境保持にも有用であったと考えられる．

口腔・中咽頭癌で水分にとろみを付加したにもかかわらず肺炎を発症した患者の多くは，不顕性誤嚥を認めており，誤嚥したにもかかわらずむせないため，誤嚥していることに気がつかず経口摂取を継続したと推測される．口腔・中咽頭癌に対する手術後は，喉頭感覚の低下，カニューレの存在があると誤嚥量が多くなる[10]とされていることから，不顕性誤嚥する患者に対しては，誤嚥量を減らすための工夫が必要であり，とろみの調整のみならず，一口量の調整や摂食姿勢の調整，咳払いなど代償嚥下法の指導が必要である．また，肺炎を発症した患者の中には，とろみ指導の受容が不良な患者が含まれており，適切なとろみや指導を順守していなかったと思われ，肺炎発症しやすい状況であったと推測されたが，本検討では指導受容不良が肺炎発症の明らかなリスクとはいえないとの結果となった．疾患背景や患者の全身状態が個々に異なるため，とろみ指導の受容と肺炎発症の関連に関しては今後さらなる検討が必要と考える．

本検討では，対象患者全例が車椅子乗車可能なADL以上で，食事前後の口腔ケアと吸引処置を受けていたが，とろみ指導導入前後の介入比較としては，喀出力や頸部硬縮の程度など患者背景の差がバイアスとなっていると考えられる．また，

疾患別の症例数が少なく，肺炎発症患者数が少なかったことから，統計学的比較を行うためにはさらに症例数を増やした検討が必要であるが，とろみ指導導入前の後方視的調査には限界があり，3段階のとろみの指導を導入したことによる肺炎予防効果の検証には，前向き研究が必要である．加えて，治療方法（手術治療：腫瘍切除や頸部郭清術の範囲，放射線療法：線量やIMRT率，化学療法：使用薬剤や使用量など）も多様化していることから単一施設での検討は限界があり，多施設共同による大規模調査が望ましい．

まとめ

頭頸部疾患患者を対象に，とろみの3段階を用いた指導の導入前後の肺炎発症状況について調査し，とろみ指導導入による効果を検証した．頭頸部疾患全体では，導入前群と導入群とで肺炎発症率に有意差を認めなかったが，口腔癌患者では導入群は導入前群より肺炎発症率が低下する傾向を認め，適切なとろみの指導により，肺炎発症が予防できる可能性が示唆された．

本論文の内容は，第40回日本嚥下医学会学術講習会（2017）にて口演発表を行った．

文　献

1) 日本呼吸器学会：成人肺炎診療ガイドライン2017．メディカルレビュー社，東京．2017．
2) Newman R, et al：Effect of bolus viscosity on the safety and efficacy of swallowing and the kinematics of the swallow response in patients with oropharyngeal dysphagia: white paper by the european society for swallowing disorders (ESSD). Dysphagia 31：232-249, 2016.
3) 日本摂食・嚥下リハビリテーション学会嚥下調整食分類2013．日摂食嚥下リハ会誌 17：255-267, 2013．
4) Kaneoka A, et al：A systematic review and meta-analysis of pneumonia associated with thin liquid vs. thickened liquid intake in patients who aspirate. Clin Rehabil 31：1116-1125, 2017.
5) Rosenbek JC, et al：A penetration-aspiration scale. Dysphagia 11：93-98, 1996.
6) 上羽瑠美，他：とろみに関する医療従事者の認識と指導用パンフレット導入による意識変化．嚥下医学 4：192-203, 2015．
7) 横山明子，他：とろみに関するパンフレットを用いた指導の患者への影響の検証と今後の対策．日摂食嚥下リハ会誌 20：140-146, 2016．
8) Schmidt J, et al：Videofluoroscopic evidence of aspiration predicts pneumonia and death but not dehydration following stroke. Dysphagia 9：7-11, 1994.
9) Laia R, et al：Diagnosis and management of oropharyngeal Dysphagia and its nutritional and respiratory complications in the elderly. Gastroenterol Res Pract 2011：1-13, 2011.
10) 上羽瑠美：物性の違いと加齢が喉頭挙上遅延時間と下咽頭通過時間に与える影響の検討：3段階のとろみと液体，ゼリーでの比較．嚥下医学 5：236-243, 2016．
11) 菊池良和，他：口腔・中咽頭癌における術後嚥下機能の検討．耳鼻と臨 61：123-128, 2015．
12) 関谷秀樹，他：口腔悪性腫瘍術後の嚥下障害に対する評価とリハビリテーション．日口腔腫瘍会誌 21：237-244, 2009．
13) 小村　健：舌癌切除後の機能的再建．日口腔腫瘍会誌 27：103-112, 2015．
14) Tolentino ES, et al：Oral adverse effects of head and neck radiotherapy：literature review and suggestion of a clinical oral care guideline for irradiated patients. J Appl Oral Sci 19：448-454, 2011.
15) 藤本保志，他：口腔・中咽頭癌切除における嚥下機能改善手術―高齢者での適応拡大―．耳鼻と臨 47：105-109, 2001．
16) 馬場　均，他：頭頸部癌手術と嚥下障害：嚥下障害予防のための術中対応―嚥下機能改善手術の併用―．耳鼻と臨 54（補2）：S112-116, 2008．
17) 上羽瑠美，他：嚥下障害患者に対するとろみ調整食品の適切な使用に関して．嚥下医学 3：279-287, 2014．
18) 前田豊美，他：とろみ調整剤および口腔保湿剤の粘度と水分保持能力の比較．老年歯医 3：9-17, 2016．

（受付日 2017年8月26日　受理日 2017年10月12日）

Clinical study of the relationship between thickener guidance, based on three-phase liquid viscosity, and aspiration pneumonia in patients with head and neck diseases

Ueha R, Yokoyama A, Goto T, Shimizu Y, Sato T, Nito T, and Yamasoba T

Department of Otolaryngology, the University of Tokyo, Tokyo, Japan

Since 2014, in our institution, we have conducted the proper thickener guidance, based on three-phase liquid viscosity. In this study, to evaluate the effects of this procedure, we compared the incidence of aspiration pneumonia before and after introduction of thickener guidance (i.e., preintroduction group and postintroduction group). The preintroduction group contained 50 patients with head and neck diseases who received liquid thickening from 2012 to 2013. The postintroduction group contained 68 patients with head and neck diseases who received the proper liquid thickness guidance from 2014 to 2016.

With regard to whole head and neck diseases, no significant difference in the incidence of aspiration pneumonia existed between the two groups. However, in patients with oral cancer, the incidence of aspiration pneumonia in the preintroduction group showed a declining trend, compared to the incidence in the postintroduction group. Many patients with aspiration pneumonia were unaware of aspirating liquid or thickened liquid agent into the trachea.

The introduction of thickener guidance only could not lower the incidence of aspiration pneumonia. However, in patients with oral cancer, guidance with the proper liquid thickness may have a good impact on reducing aspiration pneumonia.

Deglutition 7 : 124-132 , 2018

第41回日本嚥下医学会 総会 学術講演会プログラム集

2018年（平成30年）2月9日（金）・10日（土）

会場：イズミティ21（仙台市泉文化創造センター）
会長：香取　幸夫
　　　（東北大学耳鼻咽喉科・頭頸部外科学分野）

特別講演

2月9日（金）16：20～17：20　第1会場（大ホール）
嚥下関連肺炎予防のための呼吸リハビリテーション
………………………………………黒澤　一
（東北大学大学院医学系研究科産業医学分野）

招待講演1

2月9日（金）12：00～13：00　第1会場（大ホール）
誤嚥性肺炎予防のための口腔ケアと味わいを目的とした摂食機能療法…………………植田　耕一郎
（日本大学歯学部摂食機能療法学講座）

招待講演2

2月9日（金）15：20～16：20　第1会場（大ホール）
Dual role of UES in swallowing and airway protection. Pathophysiology, diagnosis and management
……………………………… Prof. Reza Shaker
(Division of Gastroenterology and Hepatology, Medical College of Wisconsin, USA)

シンポジウム1　嚥下研究の新展開

2月9日（金）9：30～12：00　第1会場（大ホール）
嚥下誘発におけるカプサイシン感受性神経の役割
………辻村　恭憲（新潟大学大学院医歯学総合研究科
摂食嚥下リハビリテーション講座）

嚥下セントラルパターンジェネレーターの機能に迫る多角的アプローチ………………杉山　庸一郎
（京都府立医科大学耳鼻咽喉科学教室）

内視鏡を用いた喉頭感覚検査の臨床的意義
……兼岡　麻子（東京大学病院リハビリテーション部）

バイオデザイン手法による研究開発の設計～誤嚥検出デバイスの開発を目指して～…………原　陽介
（東北大学大学院医工学研究科健康維持増進医工学分野）

嚥下障害関連肺炎の新規治療表的としての脈管と筋肉～サルコペニアの解析を含めて～……岡崎　達馬
（東北大学大学院医学系研究科呼吸器内科学分野）

咀嚼嚥下へのアプローチ………………加賀谷　斉
（藤田保健衛生大学リハビリテーション医学I講座教授）

シンポジウム2　嚥下障害の手術～適応と術後のリハビリテーション・支援

2月10日（土）9：30～11：00　第1会場（大ホール）
嚥下機能改善手術…………………藤谷　順子
（国立国際医療センターリハビリテーション科）

誤嚥防止手術…………………清水　洋子
（鳥取大学医学部附属病院リハビリテーション部）

誤嚥防止手術…………………玉崎　章子
（鳥取大学医学部附属病院脳神経小児科・在宅支援センター）

パネルディスカッション1「頭頸部癌治療にともなう嚥下障害への対応」

2月9日（金）16：30～18：30　第2会場（小ホール）
経口的悪性腫瘍切除後の嚥下障害への対応
…………………………………小松　正規
（横浜市立大学附属市民総合医療センター 耳鼻咽喉科）

拡大根治切除，再建治療後の嚥下障害への対応
…………………………………高橋　美貴
（神戸大学医学部附属病院リハビリテーション部）

2月9日（金）16：30～18：30　第2会場（小ホール）
化学放射線療法に伴う嚥下障害への対応
…………………………………石井　亮
（東北大学大学院医学系研究科耳鼻咽喉・頭頸部外科学分野）

パネルディスカッション2「神経筋疾患の嚥下障害」
2月10日（土）11：10～13：00　第1会場（大ホール）

筋萎縮性側索硬化症……………………宮川　晋治
（東京慈恵会医科大学付属柏病院神経内科）

重症筋無力症・炎症性筋疾患……………山本　敏之
（国立精神・神経医療研究センター摂食嚥下障害リサーチセンター）

パーキンソン病…………………………野﨑　園子
（関西労災病院神経内科）

筋ジストロフィー………………………平野　愛
（仙台西多賀病院耳鼻咽喉科）

教育セミナー
2月10日（土）14：00～15：00　第1会場（大ホール）
嚥下内視鏡検査～手技，評価，今後の展望～
………………兵頭　政光（高知大学耳鼻咽喉科学教室）

臨床ワークショップ
2月9日（金）17：30～18：30　第1会場（大ホール）
入院患者への対応………………………森　隆志
（総合南東北病院口腔外科）

外来患者への対応………………………西山　耕一郎
（西山耳鼻咽喉科医院）

ポストコングレスセミナー小児・高齢者・難病患者の誤嚥・窒息リスクとその予防～多職種連携による医療安全管理を考える～セミナー1　組織全体の啓発ならびに初期対応の観点から
2月10日（土）15：30～16：30　第1会場（大ホール）
医療安全推進センターとしての取り組み
………藤盛　啓盛（東北大学病院医療安全推進室）

乳幼児の摂食嚥下障碍と窒息……………益田　慎
（県立広島病院小児感覚器科）

誤嚥，窒息患者に対する対応：高齢者
……鹿野　真人（大原総合病院耳鼻咽喉科・顔面外科）

ポストコングレスセミナー小児・高齢者・難病患者の誤嚥・窒息リスクとその予防～多職種連携による医療安全管理を考える～セミナー2　様々な職種からの安全対策の提言
2月10日（土）16：30～18：00　第1会場（大ホール）
誤嚥，窒息の予防に関する提言：言語聴覚士の視点から………………林　良幸（杏林大学（言語聴覚士））

誤嚥，窒息の予防に関する提言：管理栄養士の視点から………………………………府川　則子
（女子栄養大学栄養学部栄養食事療法学研究室）

誤嚥，窒息の予防に関する提言：看護師の視点から
………………………西依　見子（Taste & See）

誤嚥，窒息の予防に関する提言：歯科医師の視点から………中島　純子（防衛医科大学校病院歯科口腔外科）

一般演題
第1群「悪性腫瘍1」
1-1　当院における食道癌術後の摂食嚥下障害の検討……………………………………古川　竜也
（神戸大学医学部附属病院耳鼻咽喉・頭頸部外科）

1-2　食道癌術後気管切開例の摂食状況の検討
………………………………………田村　友美
（近畿大学医学部附属病院リハビリテーション部）

1-3　頭頸部癌術後の嚥下障害に対する嚥下リハビリテーション……………………岩永　健
（公益財団法人大原記念倉敷中央医療機構倉敷中央病院耳鼻咽喉科）

1-4　化学放射線療法後に下咽頭収縮筋が麻痺し輪状咽頭筋は回復したが甲状咽頭筋麻痺が残存した下咽頭癌の一例……………………菅沼　宏之
（札幌東徳洲会病院リハビリテーション科）

1-5　放射線治療半年後に上部食道閉鎖し嚥下困難を呈した中咽頭後壁粘膜下腫瘍（悪性末梢神経鞘腫）の一例………………岩崎　さや香
（東北大学病院リハビリテーション部）

第2群「悪性腫瘍2」
2-1　高解像度マノメトリーを用いた経口的咽喉頭部分切除術（TOVS）後の嚥下機能解析

……… 谷合　信一（防衛医科大学校耳鼻咽喉科学講座）

2-2　喉頭垂直部分切除術後の摂食・嚥下
……………………………………………那須　隆
（山形市立病院済生館耳鼻いんこう科）

2-3　化学放射線治療による喉頭位の変化：CTを用いた定量的検討………………山崎　恵介
（新潟大学医学部耳鼻咽喉科頭頸部外科）

2-4　舌亜全摘術後食と下顎区域切除術後食の作成と運用について………………山下　亜依子
（静岡県立静岡がんセンター栄養室）

2-5　口腔癌術後の晩期有害事象に対する言語聴覚士の関わり―1症例の経験から―………矢内　敬子
（埼玉医科大学国際医療センターリハビリテーションセンター）

2-6　口腔癌術後に生じた送り込み障害に対して市販のボトルを用いた経験………宮田　恵里
（関西医科大学大学院医学研究科高次脳制御系耳鼻咽喉科・頭頸部外科学）

第3群「食形態」

3-1　不均一なペースト食で口腔・咽頭残留が生じる患者の摂食嚥下機能の検討…………仙田　直之
（総合病院松江生協病院耳鼻咽喉科）

3-2　摂食嚥下障害例での嚥下リハビリ用米菓の摂取評価について………………相澤　直孝
（新潟大学地域医療教育センター魚沼基幹病院耳鼻咽喉科）

3-3　横浜嚥下障害症例検討会通年講座での「とろみ」簡易粘度測定法実習の活用事例…桑原　昌巳
（横浜嚥下障害症例検討会）

第4群「手術1」

4-1　嚥下機能手術の全国実施状況調査　～5年前と比較して～……………………小西　正訓
（中村記念病院耳鼻咽喉科）

4-2　当院で施行した嚥下機能改善手術・誤嚥防止手術の検討………………………稲木　香苗
（佐野厚生総合病院耳鼻咽喉科）

4-3　当科における内視鏡下経口的輪状咽頭筋切除術の検討………………………藤原　和典
（鳥取大学医学部感覚運動医学講座耳鼻咽喉・頭頸部外科学分野）

4-4　慢性GVHD患者にみられた嚥下障害に対し，嚥下改善術が奏功した一例………喜瀬　乗基
（福岡山王病院耳鼻咽喉科・音声嚥下センター）

4-5　嚥下障害を伴う咽頭食道憩室に対し外科的治療が奏功した1例………………長尾　明日香
（高知大学医学部耳鼻咽喉科・頭頸部外科）

第5群「症例1」

5-1　封入体筋炎による嚥下障害に対する耳鼻咽喉科の介入…………………………横井　紗矢香
（名古屋大学医学部附属病院耳鼻咽喉科）

5-2　脳深部刺激療法を行った二次性ジストニアによる嚥下障害例………………石永　一
（三重大学大学院医学系研究科耳鼻咽喉・頭頸部外科）

5-3　球麻痺に対して嚥下リハビリと段階的な嚥下機能改善術を施行した1例―高解像度マノメトリーでの検討―………………國枝　顕二郎
（浜松市リハビリテーション病院リハビリテーション科）

5-4　嚥下能改善術後も経口摂取不能であった小脳出血後の重度嚥下障害症例に対する機能回復
……前田　恭世（東京女子医科大学八千代医療センター耳鼻咽喉科・小児耳鼻咽喉科）

5-5　嚥下障害を呈した神経核内封入体病の3症例
…………………………………………田矢　理子
（藤田保健衛生大学医学部リハビリテーション1講座）

5-6　肺胞蛋白症の全肺洗浄前後に嚥下機能評価を行い，抜管後の安全な経口摂取再開に寄与した一例
………………柳田　直紀（独立行政法人国立病院機構近畿中央胸部疾患センターリハビリテーション科）

第6群「症例2」

6-1　肺癌術後に嚥下障害を発症し，嚥下治療介入後にパーキンソン症候群の診断に至った1例
…………………瀬知　亜有未（愛媛大学耳鼻咽喉科）

6-2　慢性閉塞性肺疾患（COPD）による重度嚥下障害の1例……………………………門園　修
（東京女子医科大学八千代医療センター耳鼻咽喉科・小児耳鼻咽喉科）

6-3　嚥下障害を伴う気管切開後喉頭気管狭窄の1例……………………………………橋本　慶子
（京都府立医科大学耳鼻咽喉科・頭頸部外科学教室）

6-4　誤嚥を認める状態で気管カニューレを抜去したが嚥下機能が改善し経口摂取可能となった症例

……………田中　良
　　　　　　（天理よろづ相談所病院リハビリセンター）
6-5　食道入口部開大不全を呈した症例に対して集中的な ST 介入により患者の HOPE が達成できた 1 症例………………………………北川　敬太
　　　（社団医療法人かなめ会山内ホスピタルリハビリテーション部）
6-6　在宅医療における多職種協働介入が早期の嚥下能力向上に繋がった一例…………篠澤　美佐江
　　　（医療法人社団永研会永研会クリニック訪問診療部歯科）

第 7 群「嚥下診療・検査」

7-1　京都大学における嚥下診療 …………末廣　篤
　　　（京都大学大学院医学研究科　耳鼻咽喉科・頭頸部外科）
7-2　京都大学における入院時全例嚥下スクリーニングの取り組み……………………北村　守正
　　　（京都大学大学院医学研究科　耳鼻咽喉科・頭頸部外科）
7-3　京都大学における入院時全例嚥下スクリーニング　～先行病棟でのアウトカム～……浅田　摩紀
　　　　　　　　（京都大学医学部附属病院看護部）
7-4　嚥下障害対策チームへ耳鼻咽喉科の参画とその効果……………………………………福生　瑛
　　　　　　（東邦大学医療センター大森病院耳鼻咽喉科）
7-5　福島県における嚥下診療に関する意識調査―耳鼻咽喉科医を対象としたアンケート調査より―
　　　………………………………………今泉　光雅
　　　　　　（福島県立医科大学医学部耳鼻咽喉科学講座）
7-6　当院摂食嚥下センターの嚥下造影検査の統計
　　　………　津田　豪太（聖隷佐倉市民病院耳鼻咽喉科）
7-7　嚥下内視鏡検査の有用性をより高める評価項目の検討……………………………大嵩　美菜子
　　　　　　　　　（津島市民病院リハビリテーション室）

第 8 群「気道防御・肺炎」

8-1　カプサイシン外耳道刺激療法の長期投与患者について……………陣内　自治（阿南共栄病院）
8-2　外耳道へのカプサイシン軟膏刺激を 1 週間以上行った嚥下障害者の検討…………近藤　英司
　　　　　　　　（徳島大学耳鼻咽喉科・頭頸部外科）
8-3　急性期における咳テストの検討 …古川　大輔
　　　　　　　　　　（君津中央病院言語聴覚室）
8-4　間質性肺疾患患者に対するクエン酸吸入咳テストの有用性……………………佐々木　由美子
　　　　　　（NHO 近畿中央胸部疾患センター内科）
8-5　慢性肺疾患患者での食事中の呼吸と嚥下のモニタリング：第一報，装置と健常成人での観察
　　　…………苅安　誠（京都学園大学）
8-6　高齢呼吸器疾患患者における身体機能と栄養指標―誤嚥性肺炎と非誤嚥性肺炎の比較―
　　　………………………………青柳　陽一郎
　　　（藤田保健衛生大学医学部リハビリテーション医学 1 講座）
8-7　嚥下障害関連肺炎は嚥下筋のマイオカイン産生及び筋萎縮を誘導する………………小松　理世
　　　（東北大学大学院医学系研究科内科病態学講座
　　　　呼吸器内科学分野）

第 9 群「病態」

9-1　皮膚筋炎における嚥下障害 ………室野　重之
　　　　　　（福島県立医科大学医学部耳鼻咽喉科学講座）
9-2　外科的治療を施行した輪状咽頭嚥下困難症の病理組織学的検討………………二藤　隆春
　　　　　　（東京大学医学部耳鼻咽喉科・頭頸部外科）
9-3　嚥下障害を呈した水痘帯状疱疹ウイルスによる混合性喉頭麻痺の検討………………佐藤　拓
　　　　　　（東京大学耳鼻咽喉科・頭頸部外科）
9-4　延髄外側梗塞に伴う嚥下障害の動態と垂直方向への病巣分布との関係―頭部 MRI と嚥下造影画像の解析から―………………中尾　真理
　　　（東北大学大学院医学研究科肢体不自由学分野）
9-5　介護老人保健施設における肺炎患者の嚥下造影検査の解析………………………山野　貴史
　　　（福岡歯科大学総合医学講座耳鼻咽喉科分野）
9-6　嚥下造影検査を用いた一側性声帯麻痺の誤嚥の有無に関する要因の検討…………菊池　良和
　　　　　　（九州大学大学院医学研究院耳鼻咽喉科）

第 10 群「手術 2」

10-1　多系統萎縮症の誤嚥防止手術適応と意思決定プロセス…………………………金沢　英哲
　　　（浜松市リハビリテーション病院えんげと声のセンター）
10-2　喉頭気管分離術後の摂食状況についての検討
　　　……………安達　一雄（福岡山王病院耳鼻咽喉科）
10-3　嚥下機能改善型喉頭閉鎖術『声門下喉頭閉鎖術に追加する嚥下改善手技について』…内田　真哉

(京都第二赤十字病院　耳鼻咽喉科・気管食道外科)

10-4　喉頭気管分離術・T-Eシャント併用例の音声嚥下訓練について―空気力学的検査を用いた検討―……………………………………佐藤　伸宏

(福岡山王病院耳鼻咽喉科音声・嚥下センター)

10-5　誤嚥防止術 (気管弁法) 後に瘻孔をきたした1症例……………………………印藤　加奈子

(香川大学医学部耳鼻咽喉科・頭頸部外科)

10-6　気管腕頭動脈瘻ハイリスク症例に喉頭中央部分切除術と胸骨U字切除術を併施した一例
…………阿部　秀晴 (富山大学耳鼻咽喉科頭頸部外科)

第11群「訓練」

11-1　ワレンベルグ症候群　―半腹臥位での横向き嚥下法の試み―………………七條　文雄

(成美会鈴江病院脳神経外科)

11-2　新しい嚥下訓練法―内視鏡下メンデルソン法―…………浦長瀬　昌宏 (神鋼記念病院耳鼻咽喉科)

11-3　降下性壊死性縦隔炎の嚥下障害に対し, 頸部の瘢痕拘縮・喉頭挙上の制限への間接訓練が奏功した一例……………………………清宮　悠人

(聖隷佐倉市民病院リハビリテーション室)

11-4　リハビリ介入しQOLが改善した喉頭中央部切除術後の神経変性疾患2症例…………經田　香織

(金沢医科大学病院医療技術部心身機能回復技術部門)

11-5　サルコペニア嚥下障害に対する摂食嚥下訓練に頸部干渉波刺激装置を併用した在宅歯科医療の一例………………………………………星野　あや

(医療法人社団永研会永研会クリニック訪問診療部歯科)

11-6　頬杖嚥下と頸部圧迫により一部経口摂取が可能となった一例………………廣瀬　裕介

(横浜なみきリハビリテーション病院リハビリテーション科)

第12群「基礎1」

12-1　ヒト頭蓋内電極 (ECoG) を用いた嚥下時脳機能の解明……………………………橋本　洋章

(大阪大学大学院医学系研究科脳神経外科)

12-2　Kinect v2を用いた嚥下運動の非侵襲的定量化……………………………………橋本　洋章

(大阪大学大学院医学系研究科脳神経外科学)

12-3　喉頭運動時の体表面の形状の違いによるストレッチセンサの波形型出現率の差異について
………………花家　薫 (神戸大学大学院保健学研究科)

12-4　シート状ストレッチセンサを用いた喉頭挙上訓練における筋電図との比較………梅原　健

(神戸大学大学院保健学研究科)

12-5　ヒトの嚥下反射開始を誘導する咀嚼リズム調節…………………………………齋藤　和也

(熊本大学教育学部生涯スポーツ福祉課程)

第13群「基礎2」

13-1　計算機シミュレーションSwallow Vision®による嚥下圧の推定―マノメトリーの計測値の意義を再考する―……………道脇　幸博

(武蔵野赤十字病院)

13-2　嚥下の3D数値流体力学シミュレーションの開発と検討……………………………太田　淳

(東北大学大学院医学系研究科)

13-3　High resolution manometryによる嚥下機能評価における測定回数の検討……………露無　松里

(東京慈恵会医科大学耳鼻咽喉科学教室)

13-4　多チャンネル管腔内インピーダンス測定による嚥下機能検査に適した検査材料の検討
………鮫島　靖浩 (熊本大学耳鼻咽喉科・頭頸部外科)

13-5　食べ物の見た目の違いが食欲と脳活動に与える影響：機能的MRIを用いた研究……岡本　圭史

(浜松市リハビリテーション病院えんげと声のセンター　言語聴覚士)

第14群「基礎3」

14-1　内舌筋の走行とヒト舌の特殊性：ヒトの嚥下の成長についての考察………………三枝　英人

(東京女子医科大学八千代医療センター)

14-2　造影剤を下咽頭で止めてしまう所見の検討
………………………………………伊藤　裕之

(東京女子医科大学　八千代医療センター　耳鼻咽喉科)

14-3　光ファイバーセンサーを用いた嚥下運動検知システムについて……………………土師　知行

(県立広島大学保健福祉学部コミュニケーション障害学科)

14-4　炭酸水を用いた超音波検査による嚥下機能評価の試み (中間報告)………………山内　智彦

(自治医科大学医学部耳鼻咽喉科学講座)

14-5　睡眠呼吸障害高齢者の睡眠中の嚥下と呼吸動態……………………………………佐藤　公則

（久留米大学　医学部　耳鼻咽喉科・頭頸部外科学講座）

14-6　ストローとコップの連続飲水における舌と口蓋の接触：エレクトロパラトグラフィを用いた観察
……………………………………平田　文
（国際医療福祉大学保健医療学部言語聴覚学科）

ポスター演題
P1「基礎」

P1-1　口腔内への温度刺激がもたらす神経可塑性変化の検討…真柄　仁（新潟大学大学院医歯学総合研究科摂食嚥下リハビリテーション学分野）

P1-2　シート状ストレッチセンサを用いた反復唾液嚥下試験における嚥下回数検出の試み―若年健常者における検討―……………………山本　暁生
（神戸大学大学院　保健学研究科）

P1-3　健常人における水分嚥下時の脳活動〜functional MRI を用いて〜……………………又吉　宣
（琉球大学大学院医学研究科耳鼻咽喉・頭頸部外科学講座）

P2「診療統計」

P2-1　当科における嚥下外来の動向
………阿部　俊彦（岩手医大耳鼻咽喉科・頭頸部外科）

P2-2　当科における嚥下機能評価の検討
………西原　美沙子（近畿大学医学部耳鼻咽喉科教室）

P2-3　当科における他科からの嚥下評価依頼の症例についての検討……………………北野　睦三
（近畿大学医学部耳鼻咽喉科）

P3「調査」

P3-1　誤嚥・窒息事故の社会的動向
……………………………………木村　百合香
（東京都保健医療公社荏原病院耳鼻咽喉科）

P3-2　回復期病棟の脳血管疾患による嚥下障害患者の回復経過について―前方視的検討―
…………滝浪　綾乃（浜松市リハビリテーション病院えん下と声のセンター言語聴覚士）

P3-3　リハビリテーション専門病院における気管切開術後症例の気管カニューレ抜去と経口摂取改善に関する調査……………………小田　海
（新戸塚病院リハビリテーション科）

P3-4　認定言語聴覚士，認定看護師を対象とした，基礎的嚥下訓練法に関する全国アンケート調査
……加藤　健吾（東北大学病院耳鼻咽喉・頭頸部外科）

P4「嚥下機能 1」

P4-1　嚥下造影検査を行った 374 例の検討
……………田浦　政彦（佐世保共済病院耳鼻咽喉科）

P4-2　消化器疾患術後の嚥下機能評価と長期経過
……………………………………高尾　なつみ
（横浜市立大学医学部耳鼻咽喉科頭頸部外科）

P4-3　誤嚥性肺炎の予防的な評価にビデオ嚥下造影検査（VF）をどのように活用していくか〜症例を通した検討〜……………………伊藤　卓也
（札幌山の上病院リハビリテーション部）

P4-4　慢性期嚥下障害患者における嚥下造影簡易評価法（AsR スコア）の有用性の検討
……………前原　淳平（医療法人篤友会坂本病院リハビリテーション部言語聴覚療法科）

P5「嚥下機能 2」

P5-1　パーキンソン病における咳感受性低下は誤嚥性肺炎を予測する……………………冨田　聡
（国立病院機構宇多野病院臨床研究部神経内科）

P5-2　歩行機能が低下したフレイル患者における口腔嚥下機能評価……………………渋木　瞳
（新潟大学大学院医歯学総合研究科口腔生命福祉学専攻）

P5-3　Presbyphagia（老人性嚥下）における咽頭期嚥下機能の検討……………………川原　敬祐
（杏林大学医学部付属病院摂食嚥下センター）

P5-4　正常高齢者の高解像度マノメトリーによる食道入口部の吸引力の評価……………原　稔
（長崎大学病院耳鼻咽喉科）

P6「訓練」

P6-1　カニューレカフ上吸引ラインからの送気訓練が奏功した頭部外傷の 1 事例…………上岡　美和
（神戸大学医学部附属病院看護部）

P6-2　手づかみ食べ指導にて急速に咀嚼運動を獲得した 1 症例……………………西　浩平
（高知大学医学部附属病院リハビリテーション部）

P6-3　Kinesio Taping 貼付が舌挙上運動時舌骨上筋群筋活動量に及ぼす影響……………矢野川　大輝
（高知大学医学部附属病院リハビリテーション部）

P6-4　びまん性特発性骨増殖症で呼吸困難と嚥下

障害を呈し術後のリハビリ継続で経口摂取可能となった1例……………………………前田　知美
（飯塚病院リハビリテーション部）

P7「悪性腫瘍 1」

P7-1　舌切除に伴う摂食嚥下障害を舌接触補助床により改善した1症例………………泉田　一賢
（東北大学大学院歯学研究科口腔システム補綴学分野）

P7-2　当院における頭頸部癌患者の頭部挙上位保持時間に関する検討………………春田　涼子
（浜の町病院リハビリテーション科）

P7-3　長期リハビリテーションで経口摂取可能となった食道穿孔術後に二期的再建術を施行した一症例………………………………新田　京子
（山梨大学医学部附属病院耳鼻咽喉科・頭頸部外科学講座）

P7-4　口腔癌治療における摂食嚥下障害・嚥下性肺炎の発症リスクの検討……………八鍬　修一
（山形大学医学部耳鼻咽喉・頭頸部外科学講座）

P8「悪性腫瘍 2」

P8-1　声帯固定を伴う進行喉頭がんに対する新規喉頭温存手術後の嚥下機能………………西條　聡
（宮城県立がんセンター頭頸部外科）

P8-2　咽喉頭全摘・遊離空腸再建術後の嚥下障害について　─ルビエールリンパ節郭清が及ぼす影響─　大西　皓貴（大阪府立病院機構大阪国際がんセンター）

P8-3　化学放射線治療を施行した下咽頭癌患者の嚥下機能の推移とリハビリテーションの有用性
………………………………馬場　洋徳
（新潟大学医学部耳鼻咽喉科・頭頸部外科学教室）

P8-4　頭頸部癌化学放射線療法における急性期摂食嚥下障害のマネージメント……………立山　香織
（大分大学医学部耳鼻咽喉科・頭頸部外科）

P9「症例 1」

P9-1　パーキンソン病患者の嚥下障害に対する頸部干渉波電気刺激治療の効果……………荻野　智雄
（独立行政法人国立病院機構宇多野病院関西脳神経筋センターリハビリテーション科）

P9-2　嚥下時の咽頭後壁運動に継時的な変化を認めた慢性進行性外眼筋麻痺の一例………河村　迅
（広島市立安佐市民病院リハビリテーション科）

P9-3　経皮経食道胃管挿入術（PTEG）を施行した摂食・嚥下障害患者に関する報告………糸山　克哉
（医療法人昭和会倉敷北病院）

P9-4　嚥下障害を来した不全型ハント症候群5症例…………宮下　文織（東京慈恵会医科大学耳鼻咽喉科）

P10「症例 2」

P10-1　嚥下障害を呈したCHARGE症候群の一例
………………………………鵜木　あゆみ
（福岡歯科大学医科歯科総合病院耳鼻咽喉科）

P10-2　胸部術後に発生した両側声帯麻痺に甲状軟骨1型と反回神経再建を施行した一例
………小林　大介（伊勢赤十字病院頭頸部耳鼻咽喉科）

P10-3　茎状突起・舌骨・甲状軟骨癒合による嚥下障害………木下　稚子（名古屋大学大学院医学系研究科頭頸部・感覚器外科学講座耳鼻咽喉科学）

P10-4　大腿骨頸部骨折を契機に診断されたPlummer-Vinson症候群による嚥下障害……小川　美歌
（浜松市リハビリテーション病院リハビリテーション科）

嚥下医学 BACK NUMBER ●バックナンバー

Vol.1 No.1　2012

連載／◎私の治療方針　高度嚥下障害を呈した Wallenberg 症候群の若年症例／◎私の術式　輪状咽頭筋切断術（梅﨑俊郎の術式，兵頭政光の術式，田山二朗の術式）／◎アーカイブ　HRP 法による各咽頭収縮筋ならびに頸部食道筋の運動神経支配核についての研究／◎知っておきたい　嚥下訓練　呼吸リハビリテーション　嚥下と呼吸リハビリテーションについて／◎嚥下機能の評価法の検証　嚥下障害のスクリーニングテストについて／◎ベーシックサイエンス　嚥下障害に悩む患者をいかに診察し，理解するべきか？／◎座談会　『嚥下医学』創刊にあたって／◎総説　2 本／◎原著論文　21 本

Vol.1 No.2　2012

連載／◎メディカルスタッフのための疾患講座　脳血管障害とその治療／◎メディカルスタッフのための嚥下実技講座　気管切開後のケアと吸引等について／◎私の治療方針　皮膚筋炎（耳鼻科医の立場から，神経内科医の立場から）／◎私の術式　喉頭挙上術（加藤孝邦の術式，梅野博仁の術式，津田豪太の術式）／◎アーカイブ　嚥下圧測定の臨床的意義／◎知っておきたい　嚥下訓練　呼吸リハビリテーション　嚥下筋力強化訓練　頭部挙上訓練／◎嚥下機能の評価法の検証　嚥下造影検査　誤嚥と咽頭残留の評価について／◎ベーシックサイエンス　機能的電気刺激の原理と発声・嚥下障害への臨床応用／◎1 枚の写真／◎原著論文　13 本

Vol.2 No.1　2013

連載／◎メディカルスタッフのための疾患講座　パーキンソン病とその治療／◎メディカルスタッフのための嚥下実技講座　誤嚥防止手術後のマネジメント／◎私の治療方針　耳痛の後に第 VII，VIII，IX，X，XI 脳神経麻痺を呈した男性例（リハビリテーション医の立場から，耳鼻科医の立場から）／◎私の術式　喉頭気管分離術（二藤隆春の術式，鮫島康浩の術式，原浩貴の術式）／◎アーカイブ　反回神経麻痺における誤嚥／◎知っておきたい　嚥下訓練　呼吸リハビリテーション　舌筋力強化訓練／◎嚥下機能の評価法の検証　嚥下造影検査〜定量的解析〜／◎ベーシックサイエンス　嚥下と呼吸の神経調節機構／◎1 枚の写真／◎原著論文　5 本

Vol.2 No.2　2013

連載／◎メディカルスタッフのための疾患講座　筋萎縮性側索硬化症（ALS）とその治療／◎メディカルスタッフのための嚥下実技講座　嚥下障害患者の吸引の実際とリスク管理／◎私の治療方針　Forestier 病（整形外科医の立場から，リハビリテーション医の立場から）／◎私の術式　反回神経麻痺における誤嚥の外科的対応（梅野博仁の術式，片田彰博の術式，塩谷彰浩の術式）／◎アーカイブ　脳幹疾患と嚥下障害／◎知っておきたい　リハビリテーション訓練　頸部回旋／◎嚥下機能の評価法の検証　嚥下内視鏡検査―嚥下器官の運動と器質的異常の評価―／◎ベーシックサイエンス　嚥下運動の中枢神経メカニズム／◎1 枚の写真／◎原著論文　4 本

Vol.3 No.1　2014

連載／◎メディカルスタッフのための疾患講座　脳性麻痺の概念と特徴／◎メディカルスタッフのための嚥下実技講座　経管・経腸栄養におけるケアとリスク管理／◎私の治療方針　舌亜全摘術後の嚥下障害の症例（耳鼻咽喉科医の立場から，リハビリテーション医の立場から）／◎私の術式　喉頭閉鎖術（田山二朗の術式，鹿野真人の術式，廣田隆一，内田真哉の術式）／◎アーカイブ　誤嚥／◎知っておきたい　リハビリテーション訓練　バルーン訓練法／◎嚥下機能の評価法の検証　嚥下内視鏡検査―咽喉頭感覚の評価―／◎ベーシックサイエンス　喉頭の知覚受容体／◎1 枚の写真／◎原著論文　9 本

Vol.3 No.2　2014

連載／◎メディカルスタッフのための疾患講座　重症筋無力症／◎メディカルスタッフのための嚥下実技講座　嚥下調整食について／◎私の治療方針　重症偽性球麻痺（耳鼻咽喉科医の立場から，リハビリテーション医の立場から）／◎私の術式　種々の誤嚥防止術（河本愛，香取幸夫の術式，紫野正人，安岡義人の術式，金沢英哲の術式）／◎アーカイブ　嚥下とそれに関連する生体機能の制御／◎知っておきたい　リハビリテーション訓練　Masako Maneuver／◎嚥下機能の評価法の検証　嚥下圧測定／◎ベーシックサイエンス　呼吸の歴史／◎1 枚の写真／◎原著論文　4 本

Vol.4 No.1 2015

連載／◎メディカルスタッフのための疾患講座　がん関連の嚥下障害／◎メディカルスタッフのための嚥下ケア講座　周術期の口腔ケア／◎私の治療方針　進行性核上性麻痺（神経内科医の立場から，耳鼻咽喉科医の立場から）／◎私の術式　咽頭弁形成術（津田豪太の術式，角谷徳芳の術式，千年俊一の術式）／◎アーカイブ　食欲の生理／◎知っておきたい　嚥下訓練　K-point 刺激法／◎嚥下機能の評価法の検証　嚥下圧測定検査：ハイレゾリューションマノメトリー／◎ベーシックサイエンス　「脳と食」摂食調整のしくみ／◎1枚の写真／◎原著論文　5本

Vol.4 No.2 2015

連載／◎メディカルスタッフのための疾患講座　慢性呼吸器疾患と嚥下障害／◎メディカルスタッフのための嚥下ケア講座　嚥下障害の管理に必要なポジショニング／◎私の治療方針　喉頭亜全摘出後の嚥下障害（耳鼻咽喉科医・頭頸部外科医の立場から，言語聴覚士の立場から）／◎私の術式　経口的輪状咽頭筋切断術（河本勝之の術式，千年俊一の術式，二藤隆春の術式）／◎アーカイブ　Swallowing function following hypopharyngeal reconstruction with the pectorails major musculocutaneous flap／◎知っておきたい　嚥下訓練　頸部前屈法／◎嚥下機能の評価法の検証　舌圧検査／◎ベーシックサイエンス　咀嚼と嚥下反射に関する最近の知見／◎1枚の写真／◎原著論文　6本

Vol.5 No.1 2016

連載／◎メディカルスタッフのための疾患講座　認知症と嚥下障害／◎メディカルスタッフのための嚥下ケア講座　嚥下障害者における服薬支援／◎私の治療方針　羞明，眼科下垂および球症状を呈した75歳女性例（神経内科医の立場から，言語聴覚士の立場から）／◎私の術式　気管切開術（原浩貴の術式，二藤隆春の術式，斎藤康一郎の術式，鹿野真人の術式）／◎アーカイブ　咽頭収縮筋の整理／◎知っておきたい　嚥下訓練　冷圧刺激とのどのアイスマッサージ／◎嚥下機能の評価法の検証　頸部聴診法／◎ベーシックサイエンス　脳幹における咽喉頭運動ニューロンの制御／◎1枚の写真／◎総説　1本／◎原著論文　6本

Vol.5 No.2 2016

連載／◎メディカルスタッフのための疾患講座　舌・口腔癌／◎メディカルスタッフのための嚥下ケア講座　直接訓練と食事介助／◎私の治療方針　筋萎縮性側索硬化症（神経内科医の立場から，耳鼻咽喉科医の立場から）／◎私の術式　小児気管切開術（気管開窓術）（梅﨑俊郎の術式，安岡義人の術式，平林秀樹の術式）／◎アーカイブ　嚥下における喉頭運動のX線学的解析／◎知っておきたい　嚥下訓練　段階的摂食訓練／◎嚥下機能の評価法の検証　咳テスト／◎ベーシックサイエンス　反回神経麻痺の再生医療／◎1枚の写真／◎原著論文　5本

Vol.6 No.1 2017

特集／◎嚥下障害の早期発見と予防　エビデンスからみた嚥下障害と肺炎リスク因子，高齢者施設における誤嚥検診，抗加齢ドックからみた嚥下障害のリスク因子，虚弱高齢者における疲労と嚥下機能，飲料の物性による嚥下音の変化と飲み込みやすさの関係，誤嚥性肺炎の予防戦略
連載／◎私の治療方針　サルコペニア（脳神経外科医の立場から，耳鼻咽喉科医の立場から，リハビリテーション医の立場から）／◎アーカイブ　誤嚥の臨床的分類とその意義／◎1枚の写真／◎総説　1本／◎原著論文　5本

Vol.6 No.2 2017

連載／◎メディカルスタッフのための疾患講座　多系統萎縮症／◎メディカルスタッフのための嚥下実技講座　嚥下障害患者に対する義歯や口腔内装置の効果／◎私の治療方針　頭頸部癌に対する化学放射線治療後の嚥下障害（リハビリテーション医の立場から，耳鼻咽喉科医の立場から）／◎私の術式　舌亜全摘術後の嚥下機能改善手術/再建手術（藤本保志の術式，中川雅裕，鬼塚哲郎の術式，去川俊二の術式）／◎アーカイブ　An electromyographic analysis of reflex deglutition／◎知っておきたい呼吸リハビリテーション　息こらえ嚥下／◎嚥下機能の評価法の検証　エコーによる嚥下機能評価／◎1枚の写真／◎総説　1本／◎原著論文　5本

学会誌『嚥下医学』投稿規定

1. **投稿資格**
   筆頭著者は「日本嚥下医学会」会員に限る．筆頭著者が非会員の場合，入会手続きの日を論文の受付日とする．ただし，依頼原稿についてはこの限りではない．

2. **投稿内容**
   論文は嚥下に関する内容で，他誌に投稿されていないものに限る．

3. **掲載論文の扱い**
   投稿原稿は原則として原著として扱う．これ以外に，著作として今まで発表されたもののまとめである総説を設けたので，希望の取り扱いを表記して投稿のこと．定期号のほかに補冊を随時刊行する．

4. **論文の採否**
   1) 論文の採否は査読を経て編集委員会が決定する．
   2) 編集委員会の判定により，原稿の修正および原稿の種類の変更を著者に求めることがある．

5. **投稿方法**
   原稿は必ず郵送で編集事務局宛「中山書店『嚥下医学』編集部」に送付のこと．なお，原稿のCDないしDVDを同封のこと（フォーマット形式，使用したワープロソフトおよびバージョンを明記）．ディスクがないときは別途料金を申し受けることがある．原稿およびディスクは申し出のない限り返却しない．

6. **原稿の形式**
   研究論文，症例報告別に以下の形式とする．
   ①研究論文：まとめ，はじめに，対象と方法，結果，考察，文献，英文抄録
   ②症例報告：まとめ，はじめに，症例，考察，文献，英文抄録
   ※「まとめ」は，200～400字程度．英文抄録は200語以内でその和訳を付けること．著作の場合も可能であれば研究論文の形式とする．
   1) 原稿は楷書・ひらがな・新仮名遣い・横書で記載のこと．
   2) 5語以内の日本語および英語のKey wordsを原稿1枚目に付記すること．
   3) 用字用語については原則的に編集部で統一する．
   4) 数字は，コンマで区切ること（ただし，年号は除く）．
   　　例）2,350　　1,352,250　　1995年
   5) 英単語は，タイトル・本文中とも，固有名詞と略語以外はすべて小文字で始めること．
   6) 英文投稿も受け付けるが，その場合ネイティブチェックの証明書をつけて投稿のこと．また形式等は日本語投稿に準じて投稿のこと．Key wordsは英語にて5語以内．全文の和訳を同時に送付し，和訳にはKey words，図表，引用文献は不要．日本語抄訳（和訳）はつけること．採用時には全文和訳も同時掲載する．

7. **文献**
   文献引用順に番号を付し，以下の形式とする．著者名は2名までは連記，3名以上は筆頭著者のみとし，共著者は「他」「et al」を用い省く．サブタイトルは，ダーシで囲む形式で統一のこと．
   1) 著者氏名：題名．誌名　巻：頁，発行年．
   例　谷口　洋，他：輪状咽頭筋切除術が無効で喉頭挙上術の追加により経口摂取が可能となったワレンベルグ症候群による嚥下障害の一例．日摂食嚥下リハ会誌　**10**：72-76，2006．
   　　Umezaki T, et al：Medullary swallowing-related neurons in the anesthetized cat. Neuroreport **9**：1793-1798, 1998.
   　　・単行本は，下記の形式とする．
   2) 著者氏名：章題名．本題名．編者名，頁，出版社，出版社所在都市，発行年
   例　藤島一郎：摂食・嚥下障害とリスクマネジメント．動画でわかる摂食・嚥下障害患者のリスクマネジメント．藤島一郎，柴本　勇編，1-10頁，中山書店，東京，2009．
   　　Palmer JB, et al：The role of radiology in the rehabilitation of swallowing. In：Normal and abnormal swallowing：Imaging in diagnosis and therapy. Jones B and Donner MW（eds），pp214-225, Springer, New York, 1991.

8. **図表**
   1) 図はそのまま印刷できるように明確に作成のこと．
   2) 病理組織図には必ず，染色法と倍率またはスケールバーを記入のこと．

9. **著者校正**
   査読を経て，編集委員会に受理された投稿論文は著者校正を1回行う．ただし，校正の際の加筆は原則として認めない．

10. 著作権
 1) 本誌に掲載された論文の著作権は,「日本嚥下医学会」に帰属するものとする.
 2) 投稿に際しては,原著・著作のいずれについても,すでに発表された図(写真を含む)・表その他を引用転載する場合は,著作権法に基づき,著作権者の書面による同意を得ること.また,出典は参考文献の中に記載し,該当する図表には文献番号で出典を明示する.
 3) 論文内容が著作権侵害などにより第三者に損害を与えた場合,執筆者がその責任を負うものとする.

11. 掲載費用
 1) 費用は5頁までを「日本嚥下医学会」負担とし,それ以上になる場合は超過分を著者負担とする.英文抄録の校閲実費は著者負担とする.
 2) 著者には論文をPDFにて支給する.別刷を希望する場合は希望数を原稿1枚目に朱筆し,著者が実費負担とする.
 3) 急載希望はその旨を原稿1枚目に朱筆のこと.その場合には当該論文全文に対し実費を負担とする.
 4) 写真・図版などのカラー印刷を希望する場合はその旨を記載のこと.カラー印刷代の実費は著者負担とする.
 5) 補冊についてはその費用は全額著者負担とする.

12. 動画投稿
 1) 投稿動画は1つの論文について5分以内とする(嚥下造影:1分以内,嚥下内視鏡:1分以内,手術:3分以内).それ以上かかる場合は要相談とする.
 2) ファイル形式は,① MPEG,② WMV,③ MOV のいずれかで提出すること.
 3) 動画は論文の図表を補完する扱いとする(原著論文の場合のみ).
 4) 目隠し,匿名化など画像処理は投稿者が行うこととし,もしできない場合は中山書店が代行し,その際の費用は著者負担とする.

13. 倫理規定・個人情報保護
 投稿に関しては以下の倫理・個人情報に配慮することとする.
 1) 臨床研究は,世界医師会総会で採択されたヘルシンキ宣言の趣旨に沿ったものとする.また,個人情報の取り扱いについては,「臨床研究に関する倫理指針」(厚生労働省,平成20年7月31日改正)による規定を遵守する.特に,「患者の権利,プライバシーの保護」に努め,論文作成に際して,下記の指針を遵守すること.
  a) 患者個人の特定が可能となる氏名やイニシャル,住所,カルテ番号,入院番号等は記載しない.
  b) 患者の職業や紹介先施設名・診療科名などについても,患者個人が特定される可能性のある場合は記載しない.
  c) 日付は,患者個人を特定できないと判断される場合でも,年月までの記載とする.
  d) 顔写真を掲載する場合は,患者個人を特定できないよう目隠しを付す.
  e) 以上の配慮をしても患者個人が特定される場合は患者本人(または遺族か代理人,小児では保護者)から,論文内容を提示したうえで,発表に関する同意を得て同意書をとること(同意書のコピーは投稿時に添付する).

論文投稿・問合せ先

〒112-0006 東京都文京区小日向4-2-6
株式会社中山書店 『嚥下医学』編集部
Tel:03-3813-1103 FAX:03-3814-6336
E-mail:enge-igaku@nakayamashoten.co.jp

FAX宛先：092-834-4351 ＜日本嚥下医学会事務局宛＞

日本嚥下医学会事務局　〒814-0001　福岡市早良区百道浜3-6-40福岡国際医療福祉学院7階
TEL：092-834-4360　／　FAX：092-834-4351　／　E-mail：enge@swallowing.jp

日本嚥下医学会　入会申込書

届出日　　年　　月　　日

氏名	漢字	姓	名
	カナ		

生年月日	西暦　　年　　月　　日	性別	男　・　女

郵便物送付先　　　　　所属先　・　現住所

所属	名称	
	部・科	
	住所	〒
	TEL	（内線：　　）　FAX

※所属先は正式名称をご記入ください。

E-mailアドレス	

※「＿（アンダーバー）」と「ー（ハイフン）」、「0（数字ゼロ）」と「o（ローマ字オー）」はフリガナをご記入ください。

現住所	〒
	TEL　　　　　　　FAX

卒業校	学校名	
	学部	
	卒業年	医籍登録番号

学生の身分を有する場合、卒業（修了）予定次期	年　　月

資格	医師　・　言語聴覚士　・　看護師　・　歯科医師　・その他（　　　　）

| 備考
通信欄	

事務局使用欄	

FAX宛先：092-834-4351 ＜日本嚥下医学会事務局宛＞

日本嚥下医学会事務局　〒814-0001　福岡市早良区百道浜3-6-40福岡国際医療福祉学院7階
TEL：092-834-4360　／　FAX：092-834-4351　／　E-mail：enge@swallowing.jp

日本嚥下医学会　変更届

届出日　　　年　　月　　日

変更箇所（□にチェックを入れ、記入してください）

□	郵便物送付先	所属先　・　現住所

□	氏名	

□	所属名称	
	部・科	
	住所	〒
	TEL	FAX

※所属先は正式名称をご記入ください。

□	E-mail	

※「＿（アンダーバー）」と「ー（ハイフン）」、「0（数字ゼロ）」と「o（ローマ字オー）」はフリガナをご記入ください。

□	現住所	〒
	TEL	FAX

□	その他	

備考通信欄	

事務局使用欄	

嚥下医学
購読申込書

中山書店　営業部行

申込書に必要事項をご記入のうえ，直接FAXでお送りください．

フリーダイヤル **FAX 0120-381-306**

下記の書籍を申し込みます（該当欄に✓印をお付けください）

- ☐ 「嚥下医学」 第7巻1号（2018年）　定価 3,024円（本体2,800円＋税）
- ☐ 「嚥下医学」 第6巻2号（2017年）　定価 3,024円（本体2,800円＋税）
- ☐ 「嚥下医学」 第6巻1号（2017年）　定価 3,024円（本体2,800円＋税）
- ☐ 「嚥下医学」 第5巻2号（2016年）　定価 3,024円（本体2,800円＋税）
- ☐ 「嚥下医学」 第5巻1号（2016年）　定価 3,024円（本体2,800円＋税）
- ☐ 「嚥下医学」 第4巻2号（2015年）　定価 3,024円（本体2,800円＋税）
- ☐ 「嚥下医学」 第4巻1号（2015年）　定価 3,024円（本体2,800円＋税）
- ☐ 「嚥下医学」 第3巻2号（2014年）　定価 3,024円（本体2,800円＋税）
- ☐ 「嚥下医学」 第3巻1号（2014年）　定価 3,024円（本体2,800円＋税）
- ☐ 「嚥下医学」 第2巻2号（2013年）　定価 3,024円（本体2,800円＋税）
- ☐ 「嚥下医学」 第2巻1号（2013年）　定価 3,024円（本体2,800円＋税）
- ☐ 「嚥下医学」 第1巻2号（2012年）　定価 3,024円（本体2,800円＋税）
- ☐ 「嚥下医学」 第1巻1号（2012年）　定価 3,024円（本体2,800円＋税）

〈ご注文について〉

※最寄りの医学書・看護書取扱い書店をご利用ください．

※直接小社へのご注文は電話・メール・ハガキ・FAX・ホームページでも承ります．
　また，送料を別途ご請求いたします．

●お届け先ご住所（☐勤務先　☐ご自宅）

〒☐☐☐-☐☐☐☐

都道府県　　　市区町村

●お名前（フリガナ）

●電話　　　（　　　）　　　●FAX　　　（　　　）

●Eメールアドレス

●ご指定書店をご記入ください．（お近くに書店がない場合は空欄で結構です）

ご指定書店　　　市区町村　　　書店

中山書店　〒112-0006　東京都文京区小日向4-2-6　TEL 03-3813-1100　FAX 03-3816-1015
https://nakayamashoten.jp/

編集後記

　2017年の流行語大賞となった「忖度」という言葉は,「他人の心をおしはかる」という意味ですが,故事成語である古い言葉であるにもかかわらず,文語的表現であるためか日常会話であまり使われず,多くの人にとって新鮮だったのかもしれません.今回は政治の世界でのネガティブな使われ方で注目されていましたが,いかにも日本らしい細やかな心配りを示す言葉と言えます.われわれも,日頃から患者さんの気持ちを忖度した診療を心がけたいところです.

　『嚥下医学』第7巻1号では,第6巻から始まりました嚥下医学会総会との連携企画の第2弾として,ポストコングレスセミナーより「病態に基づく摂食嚥下訓練」を取り上げました.5名の医師や言語聴覚士の先生方が病態の異なるさまざまな疾患群の嚥下障害像と対応法について詳細に解説しています.そのほか,3本の連載企画と7本の原著論文も掲載されています.本書の特徴の1つに,複数の先生が同じテーマについて執筆していることがあります.複雑な背景や病態を持つ嚥下障害の診療では,さまざまな選択肢の中から適切な対応法を導き出すことが重要であり,編集者としても,一読者としても,他者の視点は大変勉強になります.これからも多くの先生方に『嚥下医学』をお読みいただきたいと思います.

（二藤隆春　東京大学医学部耳鼻咽喉科・頭頸部外科）

日本嚥下医学会学会誌
"Deglutition" The official journal of The Society of Swallowing and Dysphagia of Japan

『嚥下医学』Deglutition

Vol.7 No.1 2018

● 2018年2月20日発行
● 定価3,024円（本体2,800円＋税）

編集・発行　日本嚥下医学会
　　　　　　理事長　兵頭政光
学会事務局　〒814-0001　福岡市早良区百道浜3-6-40
　　　　　　福岡国際福祉学院7階
　　　　　　TEL：092-834-4360　FAX：092-834-4351
　　　　　　E-mail：enge@swallowing.jp
　　　　　　HP：http://www.ssdj.med.kyushu-u.ac.jp/
編集事務局　株式会社　中山書店
　　　　　　〒112-0006
　　　　　　東京都文京区小日向4-2-6
　　　　　　TEL：03-3813-1103　FAX：03-3814-6336
　　　　　　E-mail：enge-igaku@nakayamashoten.co.jp
製作・販売　株式会社　中山書店
　　　　　　〒112-0006
　　　　　　東京都文京区小日向4-2-6
　　　　　　TEL：03-3813-1100　FAX：03-3816-1015
印刷・製本　三松堂株式会社

（本書記事の無断転載を禁じます）© 2018 Printed in Japan

◆編集委員
◎藤島一郎, ○梅﨑俊郎, ○山脇正永, 谷口　洋, 二藤隆春, 出江紳一, 唐帆健浩
◎編集委員長, ○副編集委員長

◆編集アドバイザー
柴本　勇

◆編集顧問
小宮山荘太郎

広告掲載会社一覧

イーエヌ大塚製薬株式会社, 医歯薬出版株式会社, 泉工医科工業株式会社, インターリハ株式会社, エーザイ株式会社, 大塚製薬株式会社, 大塚製薬工場株式会社, 株式会社高研, 国際治療教育研究所, コニカミノルタヘルスケア株式会社, スターメディカル株式会社, 第一三共株式会社, 田辺三菱製薬株式会社, 永島医科機器株式会社, ネスレ日本株式会社, 久光製薬株式会社, 株式会社フードケア, ブリストル・マイヤーズ・スクイブ株式会社, HOYA株式会社（五十音順）

広告のお申し込みは, 小社広告宣伝部（担当：中野　TEL03-3813-1037）までお願いします.

・本書の複製権・上映権・譲渡権・公衆送信権（送信可能化権を含む）は日本嚥下医学会および株式会社中山書店が保有します.

JCOPY <（社）出版者著作権管理機構　委託出版物>
本書の無断複写は著作権法上での例外を除き禁じられています. 複写される場合は, そのつど事前に,（社）出版者著作権管理機構（電話 03-3513-6969, FAX 03-3513-6979, e-mail：info@jcopy.or.jp）の許諾を得てください.

本書をスキャン・デジタルデータ化するなどの複製を無許諾で行う行為は, 著作権法上での限られた例外（「私的使用のための複製」など）を除き著作権法違反となります. なお, 大学・病院・企業などにおいて, 内部的に業務上使用する目的で上記の行為を行うことは, 私的使用には該当せず違法です. また私的使用のためであっても, 代行業者等の第三者に依頼して使用する本人以外の者が上記の行為を行うことは違法です.

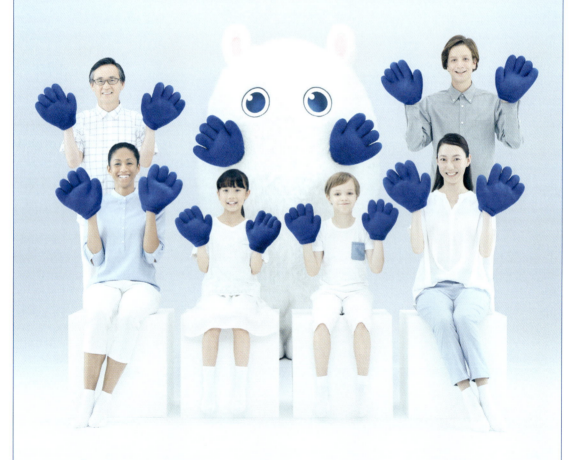

この手で、未来を。

感じる 描く 動かす
創る 育てる 届ける
そして 抱きしめる
健康で長生きできる未来を
病とその不安を乗り越える未来を
理想のその先にある未来を
一人ひとりの手で
みんなの手で
希望を信じるこの手で

THE KAITEKI COMPANY
三菱ケミカルホールディングスグループ

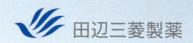 田辺三菱製薬

田辺三菱製薬は創立10年を迎えました。

www.mt-pharma.co.jp

お口の健康づくりに今すぐ始めたい口腔ケア

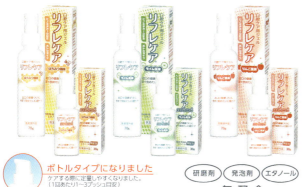

ボトルタイプになりました
ケアする際に定量しやすくなりました。
（1回あたり1〜3プッシュ目安）

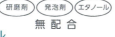
研磨剤　発泡剤　エタノール
無配合

口腔ケア用ジェル リフレケア
医薬部外品
口腔ケア用ジェルハミガキ（薬用）

はちみつ風味／70g　希望小売価格 2,000円（税抜）
mini　はちみつ風味／30g　希望小売価格 1,100円（税抜）
ライム風味／70g　希望小売価格 2,000円（税抜）
mini　ライム風味／30g　希望小売価格 1,100円（税抜）
りんご風味／70g　希望小売価格 2,000円（税抜）
mini　りんご風味／30g　希望小売価格 1,100円（税抜）

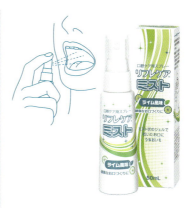

口腔ケア用スプレー リフレケア ミスト
リフレケアミスト ライム風味
希望小売価格 1,500円（税抜）

口腔化粧品
口腔湿潤ジェル

お問い合わせ先：イーエヌ大塚製薬株式会社　0120-11-4327（受付時間：9時から17時 土・日・祝日・弊社休業日を除く）
使用方法など、詳しい商品情報満載なウェブサイト　http://www.refre-care.jp/

発売元　イーエヌ大塚製薬株式会社　岩手県花巻市二枚橋第4地割3-5
販売提携先　雪印ビーンスターク株式会社　札幌市東区苗穂町6-1-1
製造販売元　日本ゼトック株式会社　東京都新宿区西新宿1-26-2

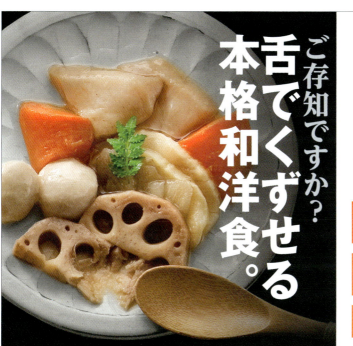

ご存知ですか？
舌でくずせる本格和洋食。

食べられない人、食べさせたい人の
食卓に笑顔を提供します

[摂食回復支援食]

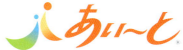

【語源：I eat】

「摂食回復支援食」とは、通常の食事をとることが難しい方の、
食べる機能と栄養摂取を支援するための食事です。

驚きのやわらかさ
酵素の力で舌でもくずせる
やわらかさを実現

食材の形を保持
見た目は普通の食事と
変わりません

栄養素の摂取に配慮　※当社調べ
少量で必要な栄養素が摂取できます

イーエヌ大塚製薬株式会社
〒162-0814 東京都新宿区新小川町4-1 KDX 飯田橋スクエア2F
【お問い合わせ窓口】0120-357-770
〈受付時間 9:00 〜 17:00（土・日、祝日、弊社休業日を除く）〉

あいーと　検索
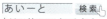
http://www.ieat.jp/

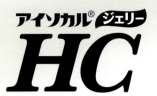

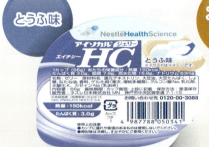
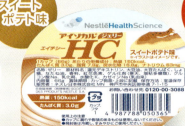
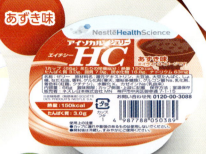
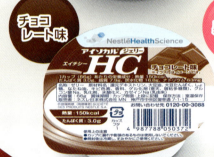
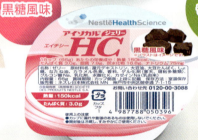
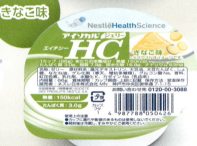

アイソカル®ジェリーHC

150kcal / 1カップ66g
カロリーを簡単補給

- デザートに、毎日違う味が楽しめる
- かむ力や飲み込む力が気になる方へ
- 少量（1カップ66g）なのに、高カロリー（150kcal）

様々な方法でも
お召し上がりいただけます。

凍らせて

温めて

かき混ぜて
とろみ状
にして

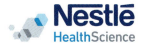

ネスレ日本株式会社
ネスレ ヘルスサイエンス カンパニー
〒140-0002 東京都品川区東品川 2-2-20
http://www.nestlehealthscience.jp/

® 登録商標

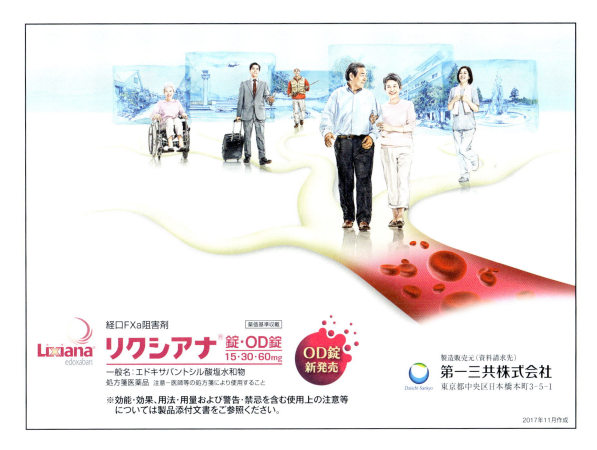
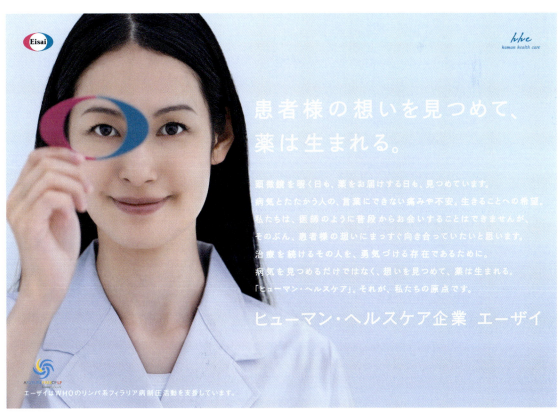

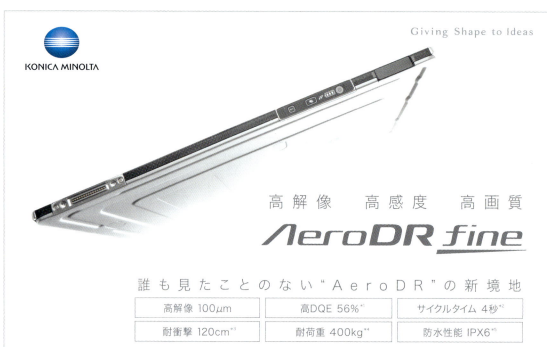

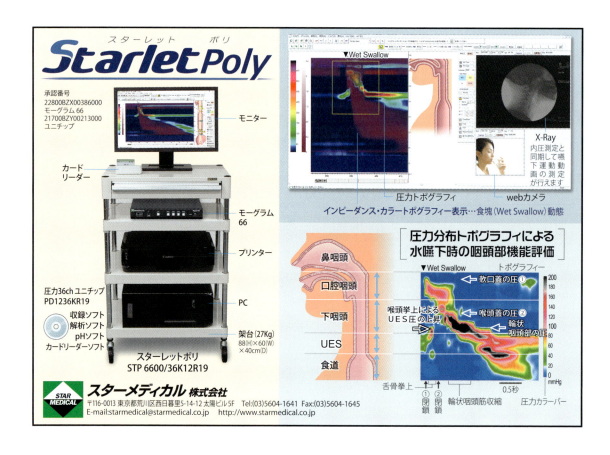

VitalStim® Plus
低周波治療器　バイタルスティム プラス

低周波治療と、sEMG バイオフィードバック システム

訓練中の筋活動の即時モニター

● 訓練の進行状況が本体のモニター、又は PC スクリーンなどでモニターできます。

● スクリーンミラーリング技術で患者個人の状況に合ったターゲットを絞った訓練を開始から終了まで一貫して指導できます。

● 訓練プログラムのプリセット、又患者に合った治療法をカスタマイズできます。

● 患者自身もスクリーンに表示されるバイオフィードバックの映像等の情報で、訓練の目標をモチベーションをもって達成することができます。

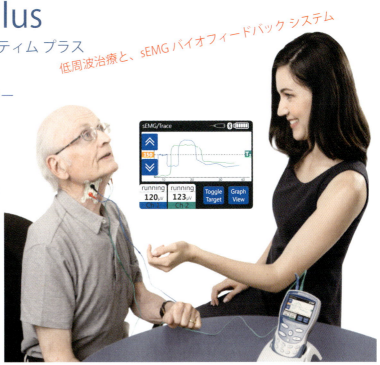

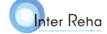 インターリハ株式会社　〒114-0016 東京都北区上中里1-37-15　TEL.(03)5974-0231　http://www.irc-web.co.jp

---

デジタル喉頭ストロボ
LS-H10

■ 発光周波数範囲は 50 ～ 2000Hz です

■ 高輝度 LED ランプ採用により充分な光量で観察できます

■ デジタル制御により使いやすくなりました

■ ストロボ光と定常光が切替え可能です

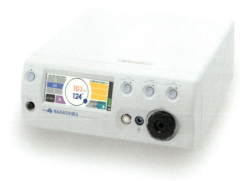

薬事情報

一般的名称	喉頭ストロボスコープ装置
リスク分類	管理医療機器
特定保守管理医療機器 該当の有無	非該当
設置管理医療機器 該当の有無	非該当
医療機器認証番号	225AFBZX00027000

 永島医科器械株式会社

[本　社] 〒113-0033 東京都文京区本郷5-24-1
TEL(03)3812-1271(代)・FAX(03)3812-1323
東京支社／名古屋営業所／大阪営業所
URL http://www.nagashima-medical.co.jp

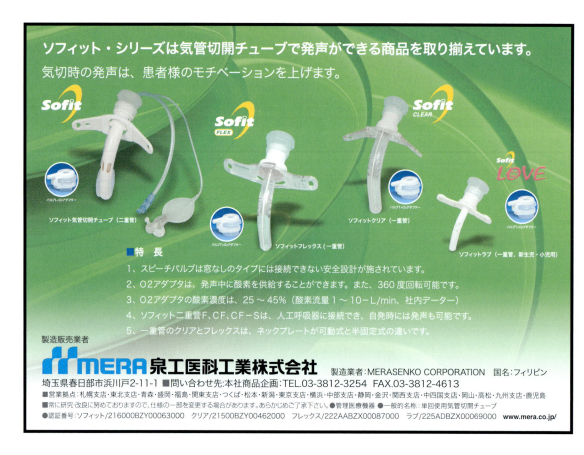
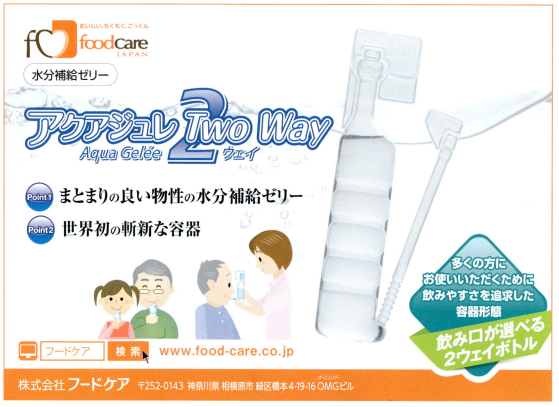

脳卒中の摂食嚥下障害

Web動画付　第3版

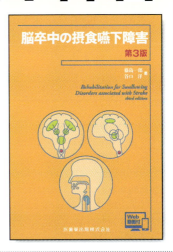

◆藤島一郎・谷口　洋　著
◆B5判　400頁　定価(本体5,800円+税)　ISBN978-4-263-21671-2

- 1993年の初版，1998年の第2版を経て，脳卒中の摂食嚥下障害に関わる医療従事者に読み継がれてきた定本テキストが待望の改訂第3版で登場．
- 治療法の検討に力を発揮する嚥下造影や嚥下内視鏡などのWeb動画(計63本)を書籍の随所にリンクさせ，より理解を深める工夫が満載．

◆主な目次
第1章　脳卒中と摂食嚥下障害	第4章　摂食嚥下障害の検査・診断	第7章　脳卒中患者の摂食嚥下訓練の実際
第2章　嚥下のメカニズム	第5章　摂食嚥下障害のリハビリテーション	第8章　摂食嚥下障害における倫理の問題
第3章　嚥下障害と呼吸器疾患	第6章　摂食嚥下障害の薬物療法と外科的対応	第9章　症例

医歯薬出版株式会社　〒113-8612 東京都文京区本駒込1-7-10　TEL03-5395-7610　FAX03-5395-7611　https://www.ishiyaku.co.jp/

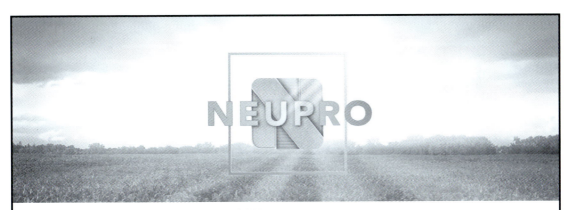

ドパミン作動性パーキンソン病治療剤：
ニュープロ® パッチ 2.25mg、4.5mg、9mg、13.5mg
レストレスレッグス症候群治療剤：ニュープロ® パッチ 2.25mg、4.5mg

ニュープロ® パッチ 2.25mg・4.5mg・9mg・13.5mg

Neupro® patch 2.25mg・4.5mg・9mg・13.5mg　〈ロチゴチン経皮吸収型製剤〉

劇薬、処方箋医薬品　注意—医師等の処方箋により使用すること　薬価基準収載

◇効能・効果、用法・用量、警告・禁忌を含む使用上の注意等については添付文書を参照してください。

製造販売元
大塚製薬株式会社
東京都千代田区神田司町2-9

資料請求先
大塚製薬株式会社　医薬情報センター
〒108-8242 東京都港区港南2-16-4　品川グランドセントラルタワー

〈'15.02作成〉

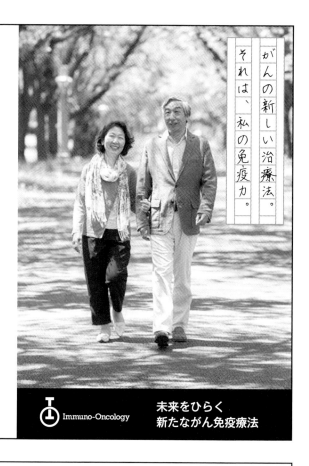

がんの新しい治療法。
それは、私の免疫力。

患者さん自らが持つ免疫力を、
がん治療に大きく生かすことはできないだろうか──。
小野薬品とブリストル・マイヤーズ スクイブは、
従来のがん治療とは異なる
「新たながん免疫療法」の研究・開発に取り組んでいます。
詳しくは「がん免疫.jp」www.immunooncology.jp

小野薬品工業株式会社

ブリストル・マイヤーズ スクイブ株式会社

2016年4月作成

未来をひらく
新たながん免疫療法

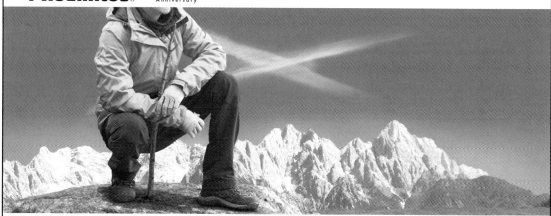

経皮鎮痛消炎剤
[薬価基準収載]
モーラス®パップXR 120mg
MOHRUS®PAP XR 120mg
ケトプロフェン2%

[薬価基準収載]
モーラス®パップXR 240mg 新発売
MOHRUS®PAP XR 240mg
ケトプロフェン2%

●「効能・効果」、「用法・用量」、「効能・効果に関連する使用上の注意」、「禁忌を含む使用上の注意」等については添付文書をご参照ください。

製造販売元 久光製薬株式会社
〒841-0017 鳥栖市田代大官町408番地
資料請求先：学術部 お客様相談室 〒100-6330 東京都千代田区丸の内二丁目4番1号
フリーダイヤル 0120-381332 FAX.(03)5293-1723
受付時間／9：00〜17：50（土日・祝日・会社休日を除く）

2017年2月作成

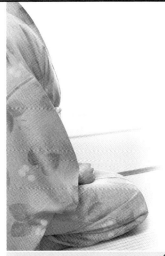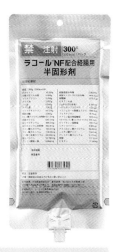

笑顔のために

私たちができること。

these からも患者さんやその家族の笑顔のために
そして医療従事者の皆様の笑顔のために
私達、協和医科ができることをテーマに
一歩一歩前進して参ります。

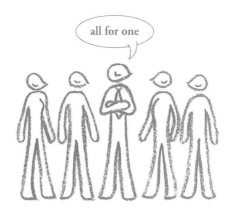

協和医科器械株式会社

本社　〒422-8005
静岡県静岡市駿河区池田156-2
TEL：054(655)6600　代表／FAX：054(265)7730
http://www.kyowaika.co.jp/

＜サービス拠点＞
静　岡：沼津／焼津／掛川／浜松
神奈川：横浜／厚木
山　梨：甲府
愛　知：名古屋／小牧／豊橋／岡崎

「ヒト」はいかにして「表現者〈アーティスト〉」になったか

ホモ ピクトル ムジカーリス
ーアートの進化史ー

【著】岩田 誠
（東京女子医科大学名誉教授）

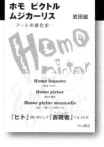

四六判／並製／248頁／1色刷
定価（本体2,800円+税）
ISBN 978-4-521-74522-0

目次

第1章　直立二足歩行革命
二本足の獲得
二足歩行で脳が巨大化できた
直立二足歩行と高カロリー食
脳の巨大化が始まる
直立二足歩行の個体発生

第2章　ホモ ロクエンスの誕生
ことばをしゃべるための必須条件
しゃべるための呼吸
しゃべるための神経回路
言語領域
ネアンデルタール人の言語
話し言葉の個体発生
しゃべるヒトの誕生

第3章　ホモ ピクトルと美の誕生
洞窟画は誰が描いたのか
類人猿の描画能力
子供は描く
描画行動の個体発生
描画の性差
絵とは何か？
洞窟画はなぜ描かれたのか
洞窟画の描画対象
モビールアートの誕生

第4章　ホモ ピクトル ムジカーリス
絵画洞窟の音響調査
音楽の系統発生
旧石器時代の楽器
絵画洞窟内で行われていたこと
音楽の発達
絵画洞窟にみるアートの役割

第5章　アートの役割
叙事詩の成立
神話の成立
わが国における音楽の発展
社会活動における音楽の使用
娯楽としての音楽
舞踏と演劇
造形美術の社会的役割
パフォーマンス・アートと造形美術、そして音楽

第6章　アートの現在
アートのホロン性
アーティストとは何か
商品化されるアート
複製技術とアートの商品化
よみがえる不動産アート
アートの存在意義

中山書店　〒112-0006 東京都文京区小日向4-2-6　TEL 03-3813-1100　FAX 03-3816-1015
https://www.nakayamashoten.jp/

アクチュアル 脳・神経疾患の臨床

神経内科医としてのプロフェショナリズムを究める!

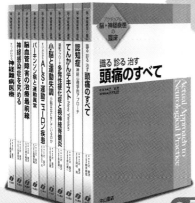

● 総編集
辻　省次
（東京大学教授）

● B5判／並製／各巻350〜540頁

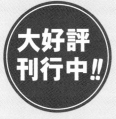

大好評刊行中!!

● 診療上のノウハウを満載!
▶ 最新の進歩・知識の全体をバランスよくカバー．検査法，診察法，治療法はベーシックサイエンスを踏まえて記述．

●「考える力」をつける
▶ 実地臨床で必要とされる，患者の特徴（variance）を把握して最適な診療を進める考え方（individual-oriented medicine）を重視．従来の教科書的な記載以外の話題も盛り込んだ「ケーススタディ」「ディベート」などで，臨床の現場で本当に役立つ「考える力」を身につける．

● 視覚に訴える実用書
▶ 診断アルゴリズムをとりいれつつ，患者の特性に応じて使いこなせるよう，具体的な記述を目指しシェーマ，写真，フローチャートを積極的に収載．

Actual Approach to Neurological Practice

シリーズの構成と専門編集

● 識る 診る 治す 頭痛のすべて	鈴木則宏（慶應義塾大学）	定価（本体9,500円＋税）
● 認知症　神経心理学的アプローチ	河村　満（昭和大学）	定価（本体10,000円＋税）
● てんかんテキスト New Version	宇川義一（福島県立医科大学）	定価（本体10,000円＋税）
● 最新アプローチ 多発性硬化症と視神経脊髄炎	吉良潤一（九州大学）	定価（本体11,000円＋税）
● 小脳と運動失調　小脳はなにをしているのか	西澤正豊（新潟大学）	定価（本体12,000円＋税）
● すべてがわかるALS（筋萎縮性側索硬化症）・運動ニューロン疾患	祖父江元（名古屋大学）	定価（本体12,000円＋税）
● パーキンソン病と運動異常（Movement Disorders）	髙橋良輔（京都大学）	定価（本体13,000円＋税）
● 脳血管障害の治療最前線	鈴木則宏（慶應義塾大学）	定価（本体12,000円＋税）
● 神経感染症を究める	水澤英洋（国立精神・神経医療研究センター）	定価（本体12,000円＋税）
● すべてがわかる神経難病医療	西澤正豊（新潟大学）	定価（本体12,000円＋税）
NEXT 免疫性神経疾患　病態と治療のすべて	吉良潤一（九州大学）	定価（本体14,000円＋税）
NEXT 神経疾患治療ストラテジー　既存の治療・新規治療・今後の治療と考え方	祖父江元（名古屋大学）	定価（本体14,000円＋税）

中山書店　〒112-0006 東京都文京区小日向4-2-6　TEL 03-3813-1100　FAX 03-3816-1015
https://www.nakayamashoten.jp/

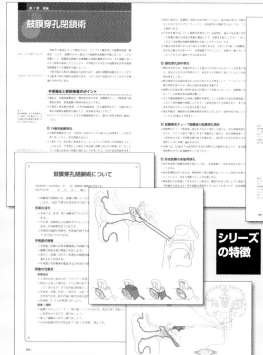